Emilie Barnes

Vom Krebs bedroht, aber nicht besiegt!
Ein Heilungswunder besonderer Art

cmf

Emilie Barnes

Vom Krebs bedroht, aber nicht besiegt!

Ein Heilungswunder besonderer Art

Verlag C. M. Fliß
Lütt Kollau 17, 22453 Hamburg

1. Auflage 2005
Originaltitel: A JOURNEY THROUGH CANCER
Formerly *A Different Kind of Miracle*
Übersetzung: D. Ewert
Umschlag: Jens Meier
Satz: Satz & Medien Wieser, Stolberg
Druck: Printed in Germany

ISBN 3-931188-84-1

Soweit nicht anders vermerkt, wurden die Bibelzitate der revidierten
Elberfelder Bibelübersetzung entnommen.

Wir informieren Sie gern über unser Gesamtprogramm.
Postkarte, Fax oder e-Mail genügt:
Verlag C. M. Fliß, Postfach 61 04 70, 22424 Hamburg
Tel. 040 / 58 64 92, Fax 040 / 58 37 04
Bestellservice@cmf-verlag.de
www.cmf-verlag.de

INHALT

MEINEN LIEBEN:

Brad, mein »Herzensjunge«! Du hast mich mit deinem ermutigenden »Das schaffst du, Mama!« immer wieder angefeuert. Und ich habe es geschafft.

Jenny, mein Schatz! Unsere sich ständig vertiefende Beziehung ist eines der ganz großen Gottesgeschenke in meiner Krankheit gewesen.

Bill, unser lieber neuer Schwiegersohn! Du hast dich bewußt nicht nur für eine Frau entschieden, sondern für eine ganze Familie.

Christine, Chad, Bevan, Bradley Joe und Weston, meine wunderbaren Enkelkinder! Danke für eure Gebete, euer liebes Lächeln, eure süßen Briefchen und hübschen Bilder und besonders für eure innigen Umarmungen, die mich aufgerichtet haben. Ihr habt großen Anteil an der Heilung Eurer Omi.

Und natürlich mein Bob - mein Liebster, mein Ehemann und mein Held! Dadurch, daß du mir in so vielfältiger Weise deine Liebe zeigst, weiß ich jetzt sehr viel mehr über Gott.

Alle alten und neuen Freunde nah und fern! Ihr habt mir Erdbeeren gebracht, mir die Füße eingerieben, mit mir geweint und sogar Erbrochenes aufgewischt. Doch vor allem habt ihr mich durch eure Gebete getragen. Ohne eure Liebe und Unterstützung hätte ich es niemals geschafft.

Alle Ärzte, Schwestern und sonstigen Mitarbeiter der Hoag Cancer Clinic in Newport Beach/Kalifornien und des Fred Hutchinson Cancer Research Center in Seattle/Washington! Sie meinten vielleicht, lediglich Ihre Arbeit zu tun, aber ich sehe Sie als das an, was Sie wirklich sind - lebendige Werkzeuge, die Gottes Gnade und Heilungskraft weitergegeben haben.

Und schließlich Dan Rapoi, mein Knochenmarkspender und Bruder in Christus! Du hast die Gelegenheit, ein Menschenleben zu retten, nicht verstreichen lassen. Ohne sentimental erscheinen zu wollen, bin ich dir aus tiefstem Herzen dankbar, und meine Familie und Freunde schließen sich diesem Dank an. In gewisser

Weise bist du ein Teil all dessen, was der Herr in Zukunft durch mich tun wird.

PROLOG

Das Geschenk, das ich eigentlich gar nicht auspacken wollte

Jede gute Gabe und jedes vollkommene Geschenk kommt von oben herab von dem Vater der Lichter, bei dem keine Veränderung ist noch ein ständiger Wechsel von Licht und Schatten. Nach seinem Willen hat er uns durch das Wort der Wahrheit geboren, damit wir gewissermaßen eine Erstlingsfrucht seiner Geschöpfe seien.

Jakobus 1,17-18

Prolog

Das Geschenk, das ich eigentlich gar nicht auspacken wollte

Haben Sie auch schon einmal ein Geschenk bekommen, das zuerst gar nicht wie ein Geschenk aussah?

Mir passierte das vor etlichen Jahren, als ein großes, wunderschön eingepacktes Paket von Bailey Smith Ministries in Georgia für mich ankam.

Ich war mir ziemlich sicher, daß es irgendeine freundliche Gabe enthielt, die man mir aufgrund meiner Krankheit geschickt hatte. Die von Bailey Smith Ministries organisierte Frauenkonferenz war eine der ersten Veranstaltungen, die ich absagen mußte, als meine Krebserkrankung diagnostiziert worden war.

Als ich so das Paket auf dem Tisch vor mir betrachtete, durchströmten mich die widersprüchlichsten Gefühle.

Ich fühlte mich schrecklich, weil ich meine Zusage, auf der Konferenz zu sprechen, nicht gehalten hatte.

Ich war gerührt über die Anteilnahme der Verantwortlichen, die mir ein Geschenk geschickt hatten, obwohl ich ihnen einen Strich durch die Rechnung gemacht hatte.

Ich fühlte mich schier überwältigt von den Beschwerden und der Erschöpfung, die damals meine Tage ausfüllten.

Doch was ich am stärksten fühlte, als ich das elegante Paket vor mir betrachtete, war Angst.

Zu meiner Schande muß ich es gestehen: Das einzige, was ich denken konnte, als ich den Karton anstarrte, war: *Wenn ich ihn aufmache, werde ich schreiben und mich dafür bedanken müssen!*

Vielleicht lachen Sie jetzt. Aber für mich ist es von jeher wichtig gewesen, unverzüglich auf Geschenke zu antworten und mich zu bedanken. Und in diesem Fall hatte ich nicht den Eindruck, genug Kraft dafür aufbringen zu können. Also tat ich etwas meiner Ansicht nach sehr Vernünftiges: Ich ließ den Karton einfach auf dem Tisch liegen!

Es hat buchstäblich Wochen gedauert, bis ich mich endlich dazu aufraffen konnte, das Paket aufzumachen. Tagaus, tagein lag es da - zuerst auf dem Tisch und dann auf der Eckbank -, und immer erinnerte es mich daran, wie schwach und krank ich war, so daß selbst Tätigkeiten, die mir sonst große Freude gemacht hatten, mir jetzt eine Last waren.

Schließlich, ermutigt von meinem Mann Bob, wappnete ich mich innerlich und beschloß, das Geschenk aufzumachen, das ich eigentlich gar nicht haben wollte. Ich zog an der Schleife, entfernte das Geschenkpapier und hob den Deckel hoch.

Und siehe da - was für ein Segen! In dem Karton befanden sich Hunderte und aber Hunderte von Briefumschlägen, jeder mit meinem Namen darauf - und zwar *richtig geschrieben!* Und in den Briefumschlägen Hunderte und aber Hunderte Karten, die Liebe und Anteilnahme ausstrahlten.

Viel später erfuhr ich, daß die Konferenzleitung, als ich meine Teilnahme gezwungenermaßen hatte absagen müssen, bei einer Firma, die christliche Grußkarten herstellte, angerufen hatte, worauf diese sich bereit erklärte, 1200 Karten mit Genesungswünschen zu stiften. Und dann hatten die Verantwortlichen jede einzelne Frau, die an der Konferenz teilnahm, gebeten, mir eine Karte zu schreiben.

Können Sie so etwas glauben? Zwölfhundert Karten enthielt der Karton - und wieviel Liebe kam mir daraus entgegen! Die meisten Frauen hatten Worte des Trostes, des Mitgefühls und der Ermutigung geschrieben. Viele berichteten von persönlichen Prüfungen, die sie erlebt hatten, und zitierten Bibelverse, die für sie in ihren Schwierigkeiten eine ganz neue Bedeutung bekommen hatten.

Wie Mut machend wurden diese Karten für mich, als ich anfing, sie zu lesen. Was für ein wunderbares Geschenk war das - nicht nur für den Augenblick, sondern während des gesamten Krankheitsverlaufs. Immer wieder las ich sie in den langen Stunden, in denen ich ans Haus gefesselt war, und schöpfte Kraft und

Trost aus der Liebe, die sie ausstrahlten. Ich habe sie alle bis heute aufgehoben – in verschiedenen Korbfächern in meinem Schlafzimmer, das gleichzeitig mein Büro ist.

Doch wenn ich zurückschaue, erinnere ich mich noch gut daran, wie sehr es mir widerstrebte, dieses Geschenk zu öffnen. Ich sehe es heute noch vor mir auf dem Tisch liegen, wie es mich zu verspotten und mir zuzurufen schien: »Du traust dich ja doch nicht!« Das einzige, was ich sah, war die Schwierigkeit, die es für mich bedeutete, dabei war es angefüllt mit Hoffnung, Trost und Ermutigung.

Ich glaube, daß wir oft den gleichen Eindruck in bezug auf das haben, was Gott in unser Leben hineinschickt – das Geschenk unserer Tage, unserer Umstände und all der verschiedenen Dinge, die uns widerfahren. Sie erreichen uns oft sehr geheimnisvoll verpackt. Und nicht alle sind so schön anzusehen wie das Paket von Bailey Smith. Manche sehen direkt häßlich aus, furchteinflößend und bedrohlich. Sie sind absolut nicht das, was wir uns für unser Leben wünschen, und wir sind nicht im geringsten daran interessiert, sie aufzumachen, selbst wenn unser Glaube uns sagt, daß Gott alles unter Kontrolle hat.

Ich brauche wohl nicht extra zu erwähnen, daß mich bei dem Geschenk, das vor einigen Jahren in Gestalt einer Krebsdiagnose bei mir ankam, genau diese Gefühle beschlichen. Ich war damals bereits viele, viele Jahre Christ. Zahllosen Frauen hatte ich gedient, hatte ihnen Gottes Botschaft der Hoffnung und Heilung verkündigt. Ich hatte auch schon eine ganze Reihe von furchteinflößenden Paketen geöffnet, bei denen sich dann doch herausstellte, daß sie Geschenke von Gott enthielten, und wußte, daß er auch in dieser Situation, die mir angst und bange machen wollte, am Werk war. Ich *wußte* einfach, daß alles gut werden würde.

Aber dennoch – Krebs? Wer möchte wirklich ein solches Paket öffnen, wenn es kommt?

Nun, heute kann ich aus tiefster Überzeugung sagen, daß jene Tage meines Lebens, die in Krankheit, Schwäche, Schmerzen und Angst verpackt daherkamen, trotzdem auch Geschenke des Trostes, der Liebe und der Ermutigung enthielten. Sie enthielten kleine und große Freuden, ebenso wie die etwas ernsteren, aber nicht weniger wertvollen Lektionen, die mit dem Leid einhergehen. Doch das Beste war, daß jeder dieser furchteinflößenden, in Krebs eingewickelten Tage, wie sich herausstellte, voll war mit Gott – durchdrungen von seiner Gegenwart. Und letztlich enthielten sie auch das Wunder der Heilung.

Trotzdem will ich Ihnen gegenüber ehrlich sein. Das Wunder, das ich entdeckte, als ich einen schweren Tag nach dem anderen auspackte, war nicht gerade das, was ich erwartete.

Nicht, daß ich erwartet hätte, in »einer Viertelstunde täglich« von Krebs geheilt zu werden!

Aber ich hätte nicht gedacht, daß Gottes Wirken so lange dauern, so weh tun und mich in so viele neue, unerwartete Richtungen führen würde.

Ich dachte, es würde bestimmt schnell vorbei sein. Ich hatte in bezug auf Gottes Timing und Pläne wirklich eine ganze Menge zu lernen.

Ich dachte, ich würde spielend damit fertig werden und einfach wie gewohnt mit meinem Leben und Dienst weitermachen können. Nie hätte ich geahnt, wie tiefgreifend und permanent die Veränderungen sein würden, die sich einstellten.

Ich erwartete, durch Gebet und Handauflegung spontan geheilt zu werden, unterstützt durch ein natürliches Gesundheitsprogramm. Doch während das Gebet in der Tat äußerst wichtig war und mein gesunder Lebensstil bestimmt auch das Seine dazu beitrug, vollbrachte Gott dieses besondere Wunder sehr langsam, nach und nach, durch das Wissen und Können begabter Mediziner sowie das großzügige Opfer eines mutigen kanadischen Diskjockeys.

Heute stehe ich in ehrfürchtigem Staunen vor dem Heilungswunder, das ich erlebt habe. Es ist zwar eine andere Art von Wunder, als wir oft erwarten – aber wiederum nicht allzu verschieden von den Wundern, die Gott täglich im Leben vieler Menschen tut.

Tatsächlich glaube ich heute, daß die meisten von uns eine Horizonterweiterung ihrer Ansichten über Wunder benötigen. Wahr ist, daß Gottes Wege unergründlich sind. Gott ist souverän, und das bedeutet, daß er ganz selten so wirkt, wie wir es uns vorstellen.

Aber Gott ist auch treu. Er hält seine Zusagen - und sein Wort ist voll von Verheißungen für Heilung. Er liebt uns und möchte uns nicht nur das geben, was wir brauchen, sondern noch viel mehr. Vor allem sehnt er sich danach, daß wir ihm gehören - und er benutzt jede Situation, um uns näher zu sich zu ziehen und in sein Erlösungswerk auf dieser Erde mit einzubeziehen. Das Geschenk, das er uns am allerliebsten machen möchte, ist das Geschenk seiner selbst.

Dies aufzuzeigen, ist die wesentliche Absicht meines Buches. Dadurch, daß ich über die Geschenke berichte, die der Herr mir gemacht hat, über die Wunder, die zum Vorschein kamen, als ich meine mit Schmerzen und Angst erfüllten Tage auspackte, hoffe ich, ein wenig dazu beitragen zu können, daß Sie die Wunder entdecken, die Gott gerade jetzt in Ihrem Leben wirkt - die Geschenke, die er Ihnen in allen Situationen aller Ihrer Tage machen möchte.

Während ich dies schreibe, ist mir bewußt, daß Ihre Umstände möglicherweise noch viel schwieriger und schmerzhafter sind als meine. Vielleicht kämpfen Sie mit den Nachwirkungen einer Scheidung oder finanziellen Katastrophe. Vielleicht ist es eine Depression, die Sie herunterzieht, oder eine Krankheit wie multiple Sklerose oder Arthritis, die Sie in Ihrer Beweglichkeit einschränkt. Vielleicht sind auch Sie vom Krebs befallen - oder finden sich in der ermüdenden, frustrierenden Rolle eines pflegenden Angehörigen wieder, der für einen Kranken oder Behinderten sorgen muß.

Es kann auch sein, daß Ihre spezielle Not anders ausgeht als meine. So Gott will, werden Sie Heilung und Wiederherstellung schon auf dieser Seite des Paradieses finden ... möglich ist aber auch, daß Sie bis zum Lebensende auf die Verwirklichung dessen, was Sie glauben, und auf die Befreiung von Ihren Schmerzen warten müssen. (Aller Wahrscheinlichkeit nach werden Sie, so wie ich, von beidem etwas erleben.) Trotzdem glaube ich, daß Sie feststellen werden, was ich wieder und wieder festgestellt habe: daß Gottes Gnade größer ist als alles, was der Tag uns bringen mag. Die Heilung, die er jedem von uns anbietet, umfaßt so viel mehr als nur körperliche Gesundheit.

Welches Geschenk auch immer das Leben an Ihrer Tür abgeliefert hat, und sei das Paket auch noch so häßlich anzusehen, ich lade Sie ein, es in der Gewißheit zu öffnen, daß Gott darin zu finden ist.

Er wird Sie niemals enttäuschen.

Auf die eine oder andere Weise wird er, wenn Sie ihm Ihre Arme entgegenstrecken, das Geschenk Ihrer Tage dazu benutzen, Sie näher an sein Herz zu ziehen, bis Sie vollkommen ihm gehören.

KAPITEL EINS

Lieder in einem fremden Land

Wie können wir des Herrn Lieder singen in einem fremden Land?

Psalm 137,4

Wohin sollte ich gehen vor deinem Geist, wohin fliehen vor deinem Angesicht? Stiege ich zum Himmel hinauf, so bist du da. Bettete ich mich in dem Scheol, siehe, du bist da. Erhöbe ich mich auf den Flügeln der Morgenröte, ließe ich mich nieder am äußersten Ende des Meeres, auch dort würde deine Hand mich leiten und deine Rechte mich festhalten.

Psalm 139,7-10

1

Lieder in einem fremden Land

Wo war Gott, als mein Leben zerbrach –
und dann alles noch schlimmer wurde?

Ich bin nicht die erste, die es »Krebsland« nennt.

Andere vor mir haben bereits festgestellt, daß jemand, der sich einer Krebsbehandlung unterzieht, sozusagen ein fremdes Land durchwandert, in dem alles anders ist, als er es bisher gewohnt war.

Die Landschaft ist fremd – sie beschränkt sich größtenteils auf Wartezimmer und Therapieräume, Liegen und Betten sowie auf den schmalen Pfad zwischen der eigenen Wohnung, dem Sprechzimmer des Arztes und der Notaufnahme des Krankenhauses.

Es gibt aber auch Augenblicke, in denen sich der Blick weitet und man auf einmal erstaunliche Dinge über die Wahrheit Gottes und den menschlichen Geist entdeckt, die man sonst nie gesehen hätte.

Auch die Geräusche sind anders – meistens TV-Gespräche und Fahrstuhl-Gesumme. Die Gerüche – also, darüber möchte ich lieber nicht reden. Aber das Essen ist scheußlich. Und die Sprache ist schwierig, voller merkwürdiger, zungenbrecherischer Fachausdrücke.

Das Beste am Krebsland ist, daß es viele nette Menschen dort gibt. Wenn Sie dort unterwegs sind, werden Sie einer Reihe von Gesundheitsexperten begegnen (von denen die meisten tüchtig und mitfühlend sind), einer bunten Mischung von Mitreisenden (viele mit Perücke oder Turban, aber auch hilfsbereit und warmherzig) sowie einer ganzen Anzahl von Freunden und Angehörigen, die sich als Reisebegleiter zur Verfügung stellen (die wahren

Heiligen des Landes!). Gewiß gibt es auch ein paar Verbitterte oder Enttäuschte, ein paar Rücksichtslose und Unhöfliche, aber es ist trotzdem einfach, dort Freunde zu finden. Eine gemeinsame Reise trägt wie nichts anderes dazu bei, aus zufälligen Weggenossen echte Freunde zu machen.

Noch etwas habe ich auf meiner Reise durchs Krebsland gelernt: Es ist eine Erdbebenregion.

Als jemand, der in Südkalifornien aufgewachsen ist, kenne ich mich ein wenig mit Erdbeben aus. Ich kann mich an einige größere Erdstöße und Hunderte von kleinen erinnern, deshalb weiß ich gewöhnlich, wann es sich um ein Erdbeben handelt. Sobald ich den Fuß ins Krebsland gesetzt hatte, war mir deshalb klar, daß meine Reise mitten durchs Erdbebengebiet führen würde.

Eines der ersten Dinge, die man im Erdbebenland lernt, ist die Tatsache, daß es nicht immer vorbei ist, wenn es vorbei ist. Ein Erdstoß folgt oft auf den anderen – manchmal noch einer und noch einer –, und die Nachbeben können genausoviel Schaden anrichten wie der ursprüngliche Stoß. Wir, die wir in einem Erdbebengebiet leben, lernen von klein auf, daß das Überleben oft davon abhängt, sich festzuhalten, bis das Schütteln ganz und gar aufgehört hat. Und genau das haben Bob und ich in den vergangenen Jahren getan, während wir auf den Straßen (und Fluren) vom Krebsland unterwegs waren.

Etwas anderes, was man im Erdbebenland lernt, ist, daß Erdstöße und Nachbeben eine Tatsache sind, mit der man leben muß. Kräfte sind unter dem Boden, auf dem wir stehen, am Werk, die hin und wieder unsere Fundamente erschüttern. Das trifft ganz gewiß aufs Krebsland zu, wo sich so vieles unter der Oberfläche abspielt und wo man nur so wenig selber kontrollieren kann.

Wie lebt man denn nun mit einer solchen Realität? Man bereitet sich vor, so gut man kann, und achtet darauf, daß die Gebäude den Vorschriften entsprechen und die Fundamente einerseits stark, andererseits aber auch elastisch sind. Man geht ganz normal seiner Arbeit nach und vertraut Gott, daß er einen durchtragen wird, wenn die Erde tatsächlich bebt. Und dann ... nun, dann klammert man sich einfach ans Leben, und man betet!

Natürlich habe ich, was sowohl Erdbebengebiete als auch fremde Länder betrifft, noch ein Drittes gelernt: daß Gott auch dort zu Hause ist. Diese Tatsache ist das Herzstück meiner Geschichte, die davon erzählt, wie der Herr mich und meine Familie auf unserer Reise durch die Erdbebengebiete vom Krebsland durchgetragen und am Leben erhalten hat.

Es ist jetzt sechs Jahre her, seit wir das erste unterirdische Grollen auf der Straße, die wir entlanggingen, verspürten – aber wir ahnten nicht, daß wir die Grenze ins Krebsland überschritten hatten. Zu der Zeit war unser Leben geschäftig und ausgefüllt. Unsere Seminare *More Hours in My Day* (»Wie organisiere ich mein Haus, um mehr Zeit zur Verfügung zu haben?«) waren sehr erfolgreich und wuchsen ständig. Bob und ich waren an mehreren Wochenenden im Monat unterwegs, um auf Konferenzen im ganzen Land zu sprechen, und unsere Bücher verkauften sich gut. Noch besser war, daß der Herr sichtbar Menschenleben und Herzen durch unseren Dienst veränderte.

Unsere Familie machte uns viel Freude, besonders weil unsere Kinder Brad und Jenny und alle fünf Enkelkinder ganz in der Nähe wohnten. Unser Traumhaus, eine umgebaute Scheune in Riverside/Kalifornien, in dem wir seit über dreißig Jahren wohnten, war ein Hort des Friedens, in den wir uns immer wieder gern zurückzogen. Im Frühjahr 1997 war es sogar auf dem Titelblatt der Zeitschrift *Better Homes and Gardens* abgebildet!

Äußerlich betrachtet, ging es uns zu der Zeit also wirklich gut. Das Problem war nur, daß es mir körperlich überhaupt nicht gut ging. Ich litt unter Bronchitis, Nebenhöhlenentzündung und häufigen Verdauungsbeschwerden, und das viele Unterwegssein trug nicht gerade zur Besserung bei. Ständig war ich müde und erschöpft. Außerdem waren da die lästigen, harten, juckenden Knoten an meinem Körper, die so ähnlich aussahen wie Mückenstiche und sich durch keine frei verkäuflichen Mittel beheben ließen.

Dazu kam noch die tiefe Sorge um unsere Tochter Jenny, die mit ihrer Ehe Schluß gemacht und sich vom Herrn abgewandt hatte. Mir brach fast das Herz, wenn ich an ihre drei Kinder dachte, die zutiefst unter der Zerrüttung ihrer Familie litten. Bob und ich hatten täglich mit zwei äußerst negativen Gefühlen zu kämpfen: Zorn auf Jenny, weil sie so etwas getan hatte, und Sorge um ihre Familie. (Ich möchte hier nicht näher auf Jennys Geschichte eingehen, sondern nur sagen, daß anhaltendes Gebet und Gottes unendliche Liebe bereits angefangen hatten, Wunder in ihrem Leben zu wirken. Es hat zwar lange gedauert, aber über die Zeitspanne von vier Jahren konnte ich verfolgen, wie aus einem enttäuschten, verletzten, rebellischen Menschenkind eine hingegebene Frau Gottes wurde. Ihre Ehe wurde zwar nicht wiederhergestellt, wie ich so oft gebetet hatte – aber Jenny selbst erlebte eine totale innere Verwandlung. Und auch unser Verhältnis zueinander änderte sich von Grund auf, als wir alle lernten, auf den Herrn zu harren, seinem Zeitplan zu vertrauen und uns im Gehorsam Gott gegenüber gegenseitig zu vergeben.)

Was ich heute sehe, damals aber nicht erkannte, war, daß Gott bereits in uns allen an der Arbeit war, indem er neue Kraft und Flexibilität in unseren Charakter hineinlegte, uns lehrte, ihm zu vertrauen und zu gehorchen und einander zu vergeben, und uns half, ihm in jeder Situation zu danken, auch wenn um uns herum die Erde bebte. Er bereitete uns vor auf das, was als nächstes kommen würde – nämlich eine ganze Serie von Erdbeben, die uns bis in die Grundfesten unseres Seins erschüttern sollten, auch wenn unser Glaube an das darunterliegende feste Fundament dadurch erneuert wurde.

Selbst als sich in Jennys Situation eine Lösung abzuzeichnen begann, wollte es mit meiner Gesundheit nicht bergauf gehen. Die Ärzte wußten einfach nicht, was dahintersteckte. Weder Allergiespritzen noch wiederholte Behandlungen mit Antibiotika brachten Hilfe, nicht einmal eine Operation der Nasennebenhöhlen. Ich hatte immer besonderen Wert auf gesunde Ernährung und regelmäßige Bewegung gelegt, doch trotz gesundem Essen, Vitaminpräparaten und täglichen ausgedehnten Spaziergängen schien es nicht besser werden zu wollen.

Ich suchte eine christliche Ernährungsspezialistin in unserer Gegend auf, die ihren Doktor in Ernährungswissenschaft gemacht und sich zudem auf homöopathische Medizin spezialisiert hatte. Sie kam zu dem Schluß, daß die Allergiespritzen und die übrigen Medikamente meinen Organismus vergiftet hätten, und verordnete mir eine spezielle Diät, die die Giftstoffe ausschwemmen sollte. Bis zum heutigen Tag weiß ich nicht, ob mir das wirklich geholfen oder eher geschadet hat. Ich nehme aber an, daß es dazu beitrug, meine Kräfte für die kommenden Schwierigkeiten zu stärken, obwohl es andererseits eine schnellere Diagnose meiner tatsächlichen Krankheit, wie sie sonst vielleicht möglich gewesen wäre, verhinderte.

Wie dem auch sei, obwohl ich großes Vertrauen zu meiner »Gesundheitsärztin« hatte und mir die spezielle Diät hilfreich zu sein schien, waren sich meine Angehörigen und Freunde dessen nicht so sicher. Ich nahm rapide ab. Und obwohl die Bronchitis für einige Zeit verschwand, kehrte sie mit um so größerer Heftigkeit zurück, begleitet von Schüttelfrost, Erbrechen, Fieber und ständig wiederkehrenden Leibschmerzen.

Bei alledem fuhr ich fort, Vorträge zu halten, zu schreiben, zu reisen und anderen Menschen zu dienen. Irgendwie gab Gott mir die Kraft, das zu tun, wozu er mich berufen hatte. Oft war ich erstaunt zu sehen, wie er mich in meiner Schwachheit gebrauchte, um Frauen, die eine Berührung seiner Liebe nötig hatten, zu dienen. Wenn dann aber das Seminar zu Ende war, alle Umarmungen vorbei und die gewünschten Autogramme gegeben waren, klappte ich gewöhnlich zusammen. Zu Hause schaffte ich es kaum, den Tag zu bewältigen. Die Leute fingen an, Bemerkungen darüber zu machen, wie dünn ich geworden sei. Ich litt unter nächtlichen Schweißausbrüchen und chronischer Übelkeit, zudem quälte mich permanent ein tiefsitzender Husten.

Schließlich bestand meine Familie darauf, daß ich einen anderen Arzt aufsuchte. Er machte etliche Untersuchungen und überwies mich dann an einen christlichen Onkologen, der mir endlich den Namen der Krankheit, die hinter vielen meiner Symptome steckte, nannte: knotenförmige Ansammlung lymphatischer Zellen mit Keimzentren.

Krebs.

Das war in der Tat ein Erdbeben, das sich mit dem, welches unsere Familie Jahre zuvor durch Jennys Scheidung erschüttert hatte, messen konnte. Jeder, der selber einmal im Sprechzimmer eines Arztes mit diesem Wort konfrontiert worden ist, weiß, was für eine Kraft darin steckt - eine Kraft, die in der Lage ist, die gesamte Welt eines Menschen ins Wanken zu bringen.

Fassungslos hörte ich zu, wie über weitere Untersuchungen gesprochen wurde. Der Onkologe erklärte mir, auch wenn diese spezielle Form der Leukämie langsam voranschreite und ich recht lange mit ihr leben könne, sei eine sofortige Behandlung notwendig. Ich hörte die gefürchteten Worte *Chemotherapie* und *Bestrahlung* und schreckte innerlich bei dem Gedanken zurück, meinen Körper mit Chemikalien vollpumpen und durch Bestrahlungen verbrennen zu lassen.

Auch meine Gesundheitsärztin protestierte heftig gegen die vorgeschlagenen Behandlungen. Sie war sich nicht sicher, ob ich überhaupt Krebs hätte, und bat mich, noch zwei Wochen zu warten, bevor ich irgendwelche Entscheidungen träfe. Nur zu gern sagte ich ihr dies zu und bat gleichzeitig alle, die ich kannte, verstärkt für mich zu beten.

Und siehe da: Als die zwei Wochen, in denen ich intensive homöopathische Behandlungen bekam, um waren, war die Anzahl meiner Leukozyten gestiegen, andere Krebsindikatoren waren gesunken, und mein christlicher Onkologe war baß erstaunt. »Ich glaube an Gebet«, sagte er, »und habe auch keine Probleme mit alternativen Therapien.« Er schlug vor, einfach den eingeschlagenen Weg weiterzugehen, und sah sich auch nicht veranlaßt, weitere Untersuchungen und Behandlungen bei mir vorzunehmen.

Was für eine Erleichterung! Welch eine Zeit des Jubels und der Freude! Ich konnte es kaum erwarten, wieder kräftiger zu werden und zurück an meine Arbeit zu kommen. Alles war gut! Das Erdbeben war vorüber … bis zu jenem Tag zwei Monate später, an dem ich unsere Betten neu beziehen wollte und mich plötzlich vor Schmerzen krümmte. Mein ganzer Leib brannte wie Feuer; ich schaffte es kaum bis zur Couch, um mich hinzulegen. Als Bob und Jenny mich schließlich in unseren Van gepackt hatten, um ins Krankenhaus zu fahren, lag ich wie ein Fötus zusammengerollt auf der Rückbank und hielt mir stöhnend den Bauch.

Noch am gleichen Abend wurde eine Notoperation wegen eines durchgebrochenen Magengeschwürs von der Größe eines Zweieurostücks bei mir durchgeführt. Ich mußte über eine Woche im Krankenhaus bleiben. Und Bob mußte etwas tun, was wir während der ganzen Zeit, in der ich durch Bronchitis, Nebenhöhlenoperation oder sogar Leukämie angefochten war, noch nie getan hatten.

Er mußte sieben Seminare absagen.

Meine Gesundheitsärztin versicherte mir, es handle sich keineswegs um einen Rückschlag. Meiner Ansicht nach war es aber genau das - ein starkes, schmerzhaftes Nachbeben. Und obwohl ich schließlich meine Arbeit als Rednerin wieder aufnahm, die von der Ernährungsexpertin verordnete Diät weiterführte und auch wieder Gebetsspaziergänge für meine Familie unternahm, mußte ich mich doch schweren Herzens der Tatsache stellen, daß es mir gesundheitlich nicht besser ging. Besonders die Magenprobleme dauerten an, und nichts, was die Ärztin verschrieb, schien zu helfen.

Mehr und mehr wuchs in mir die Überzeugung, daß ich mich anderweitig nach Hilfe umschauen mußte. Also fingen wir an, uns umzuhören. Bei unseren Nachfragen stießen wir immer wieder auf den Namen eines Onkologen an der Hoag Hospital-Krebsklinik in Newport Beach/Kalifornien, ungefähr eine Autostunde von unserem Haus in Riverside entfernt. Wir hatten vor Jahren in Newport Beach gewohnt. Wir besaßen dort Freunde, denen wir vertrauten, und diese wußten nur Gutes über Dr. Barth zu sagen. Also beschlossen wir, ihn aufzusuchen und um seine Meinung zu bitten. Es gab die übliche Reihe von Untersuchungen, anschließend trafen wir uns wieder in seinem Büro, um die Ergebnisse zu besprechen.

Nie werde ich vergessen, wie ärgerlich Dr. Barth an dem Tag war, als er das nächste Erdbeben in unserem Leben auslöste. Sein Zorn galt nicht uns persönlich, sondern unserer Situation.

»Wissen Sie«, schnaubte er, »daß Sie einen Tumor, so groß wie ein Fußball, in Ihrem Leib haben?«

Nein, das hatten wir nicht gewußt, aber es erklärte vieles! Wir befanden uns nicht mehr in Südkalifornien, sondern hatten definitiv die Grenze zum Krebsland überschritten.

Dr. Barth sagte uns, ich hätte keine Ansammlung lymphatischer Zellen mit Keimzentren, sondern eine seltene Form einer bösartigen Geschwulst von lymphdrüsenartigem Bau, MALT-Zellen-Lymphom genannt, die in den Lymphgefäßen in der Umgebung von Organen wie dem Magen beginnt. Sie ist mit der oben erwähnten Krankheit verwandt und führt zu ähnlichen Ergebnissen im Blut, was eine Erklärung für die Diagnose des anderen Onkologen darstellt. Interessanterweise ist dieser Krebs irgendwie an das Vorhandensein eines Magengeschwüre verursachenden Bakteriums namens Heliobacter pylori gekoppelt – was zwar eine Erklärung für mein Magengeschwür ist, nicht aber für die Tatsache, daß die Chirurgen, die mich operiert hatten, nichts von einem fußballgroßen Tumor gemerkt hatten! Zu den Anfangssymptomen eines MALT-Zellen-Lymphoms zählen Allergien, chronische Bronchitis, Nasennebenhöhlenentzündungen und Leibschmerzen!

Die gute Nachricht war, daß dieser Krebs, ähnlich der Leukämie, die ich zu haben meinte, gewöhnlich sehr langsam wächst, was einem bessere Überlebenschancen einräumt. Andererseits war die richtige Diagnose aber so lange verzögert worden, daß eine sofortige Behandlung notwendig war. Weil der Tumor in meinem Leib sich um mehrere Organe geschlungen hatte, kam eine Operation nicht in Frage. Als erstes sollten Bestrahlungen durchgeführt werden und danach eine Chemotherapie; Ziel war es, zuerst den Tumor schrumpfen zu lassen und anschließend alle Spuren des Krebses aus Blut- und Lymphbahnen zu entfernen.

Es war im Frühjahr 1998, als Dr. Barth endgültig das Lymphom bei mir feststellte und die erforderlichen Bestrahlungen und Chemotherapie verschrieb – sechs oder sieben Behandlungen, immer ca. 21 Tage auseinander. Jetzt blieb Bob nichts anderes übrig, als alle Vortragstermine für den Rest des Jahres abzusagen. Denen, die nachfragten, versicherte er jedoch, daß ich mich darauf freute, im nächsten Frühjahr wieder als Sprecherin zur Verfügung zu stehen.

Etwa um diese Zeit beschlossen wir auch, vorübergehend nach Newport Beach umzuziehen, damit wir in den drei oder vier Monaten der Behandlung näher bei unserem Arzt sein konnten. (Bob pendelte in dieser Zeit zwischen Newport Beach und unserem Haus in Riverside hin und her, um das Geschäft am Laufen zu halten, nach dem Haus zu sehen und dafür zu sorgen, daß die Blumen begossen wurden.) Wir fanden ein Reihenhaus nicht weit von der Klinik entfernt, stellten so viel von unseren Möbeln und unserem Hausrat hinein, daß wir uns ein bißchen zu Hause fühlen konnten – ich brauchte unbedingt einen Schrank voll mit meiner Teetassensammlung! –, und fingen mit der Routine an, die uns in den kommenden Monaten so vertraut werden sollte.

Die Chemotherapie selbst war eher langweilig zu nennen. Wenn ich in die Klinik kam, legte ich mich entweder in einen der großen Ruhesessel oder auf eine Liege im Hinterzimmer von Dr. Barths Büro. Jemand vom Klinikpersonal – mit der Zeit kamen sie uns alle wie Familienmitglieder vor – befestigte dann einen Medikamentenbeutel an der Plastikvorrichtung, die in meine Brust implantiert war, um mir die Notwendigkeit ständiger intravenöser Einstiche zu ersparen. Dort saß oder lag ich, während die Medikamente in meinen Körper flossen. Anschließend brachte Bob mich wieder nach Hause in mein Bett, und ich schlief. Das machten wir fünf Tage hintereinander so und hatten dann zwei oder drei Wochen frei, um zu sehen, was passieren würde.

Meistens war es so, daß ich mich unmittelbar nach der Behandlung sehr schlecht fühlte. Dann ging es mir langsam besser, bis die nächste fünftägige Behandlung anfing. Chemotherapie ist im wesentlichen die Kunst selektiver Vergiftung: Man führt dem Körper gerade so viele Giftstoffe zu, daß der Krebs abgetötet wird, ohne daß der Mensch dabei stirbt. Und obwohl ich andere Medikamente erhielt, um die Nebenwirkungen zu begrenzen, litt ich häufig unter Übelkeit und anderen unangenehmen Begleiterscheinungen. (Toiletten gehören zu den häufigsten Landschaftsmerkmalen im Krebsland.) Das Essen schmeckte mir nicht mehr, und ich mußte mich direkt dazu zwingen – was jedoch überaus wichtig war, denn Dr. Barth hatte mir erklärt, daß jede Chemobehandlung mindestens 3900 Kalorien verbrauchte! Kein Wunder, daß ich nach der Behandlung oft total erschöpft war und die meiste Zeit auf der Couch bzw. im Bett verbrachte.

Auch die Bestrahlungen verliefen ohne größere Zwischenfälle, obwohl es ein komisches Gefühl war, als die Therapeutin mit einem wasserfesten Markierstift die Bestrahlungspunkte auf meinem Körper einzeichnete. Ebenso seltsam war es, ganz allein in einem Raum mit den großen Geräten zu liegen, die von draußen durch Therapeuten bedient wurden. Für mich waren die Nebenwirkungen der Bestrahlungen ähnlich wie die der Chemotherapie - permanente Müdigkeit, Magenprobleme, kaum Appetit. Wie erwartet, verlor ich während der Chemotherapie meine Haare, und mein Mann, unser Sohn und die Enkelsöhne ließen sich aus Solidarität die Köpfe kahl scheren. (Wir haben ein Foto davon!) Als meine Haare grau nachwuchsen, beschloß ich, es dabei zu belassen, und allen schien mein neuer, kurzer »Silberlook« zu gefallen.

Die Strahlen- und Chemotherapie dauerte aber doch länger als die drei oder vier Monate, die wir vorgesehen hatten. Obwohl mein Körper zum größten Teil positiv auf die Behandlung reagierte, gab es eine bestimmte Art von Zellen, die sich hartnäckig dagegen zu wehren schien. Ich brauchte zusätzliche Chemotherapie, die Haare fielen mir von neuem aus, und als Weihnachten näherrückte, wohnten wir immer noch in Newport Beach.

Nachdem die verschriebenen Chemobehandlungen endlich vorbei waren, fing ich mit einer Serie hochdosierter Antibiotika an. (Das Außergewöhnliche am MALT-Zellen-Lymphom ist, daß es mit einer speziellen Art von Bakterium verbunden ist und dadurch manchmal auf eine solche Behandlung anspricht.) Dann, im März 1999, erhielten wir eine wunderbare Nachricht. Dr. Barth verkündete uns, der Tumor sei tatsächlich kleiner geworden und die Blutwerte hätten sich gewaltig verbessert. Wir sollten ab sofort bis zum Juni einmal im Monat zu ihm in die Praxis kommen, und danach würde ich vier einwöchige Behandlungen mit einem neuen Medikament bekommen. Es handelte sich um einen monoklonen Antikörper mit Namen Rituxan, der bei Leuten mit ähnlichen Krebsarten wie meiner gute Resultate erzieht hatte, und das mit geringen Nebenwirkungen.

Wir freuten uns riesig, waren wir doch überzeugt, daß die Heilung bei mir angefangen hatte und ich in absehbarer Zeit vollkommen krebsfrei sein würde. Ich beschloß sogar, einige Vortragstermine anzunehmen, weil ich mich wesentlich kräftiger fühlte.

Doch dann, im April, wurden wir durch ein weiteres Erdbeben erschüttert. Eigentlich waren es zwei aufeinanderfolgende Beben - obwohl wir das eine bei seinem Auftreten zuerst gar nicht bemerkten.

Das erste Erdbeben wurde bei einer routinemäßig durchgeführten Computertomografie sichtbar. Der Tumor hatte wieder begonnen zu wachsen. Die Blutuntersuchung ergab, daß der Krebs auch in anderen Teilen meines Körpers auf dem Vormarsch war. Um dem Einhalt zu gebieten, müßte ich mich einer weiteren Reihe von Bestrahlungen unterziehen - zwanzig oder dreißig Behandlungen, über einen Zeitraum von vier bis fünf Wochen verteilt.

Das war natürlich eine riesengroße Enttäuschung. Mit Schrekken dachte ich an die damit verbundene Müdigkeit und die anderen unangenehmen Begleiterscheinungen - besonders, nachdem ich mich eine Zeitlang wirklich wohl gefühlt hatte. Und meine Haare wollte ich auch nicht wieder verlieren! Doch was als zweites im April passierte, sollte sich als Quelle noch größeren Leidens erweisen, obwohl es wesentlich sanfter anfing.

Ich war mit einem lästigen, schmerzhaften Ausschlag von einer Vortragsreise zurückgekommen. Ich behandelte ihn mit Zinkerzlotion und flog zur nächsten Konferenz, denn ich hätte nie vermutet, daß es sich bei dem Ausschlag in Wirklichkeit um einen Anfall von Gürtelrose handelte.

Heute weiß ich, daß Gürtelrose im Grunde ein im Erwachsenenalter auftretender Ausbruch des Windpockenvirus' ist - eine Form von Herpesinfektion, die seit der Kindheit im Körper schlummern und als schmerzhafter Ausschlag wieder auftauchen kann, wenn das Immunsystem geschädigt ist. Wird die Gürtelrose nicht sofort erkannt und behandelt, kann eine Form von Nervenschaden mit Namen postherpetische Neuralgie zurückbleiben, die für Monate oder sogar Jahre verheerenden Schaden im Körper anrichtet.

Das passierte bei mir. Der ursprüngliche Ausschlag verschwand nach kurzer Zeit wieder, aber nur, um etwa drei Wochen später mit Macht zurückzukehren. Der Arzt diagnostizierte das Problem und fing mit der Behandlung an, aber der andauernde Schmerz der postherpetischen Neuralgie hatte sich bereits eingestellt. Er hat die ganzen Jahre meiner Krebsbehandlung überdauert und bis zum heutigen Tag nicht aufgehört. Erst in den letzten Monaten des Jahres 2001 fing er an, ein klein wenig nachzulassen.

Diese Schmerzen waren wesentlich schlimmer als die Beschwerden von Chemotherapie und Bestrahlung, ja, schlimmer als der Krebs selbst. Eigentlich hatte ich nur, als das Magengeschwür durchbrach, richtige Schmerzen, die mit dem Krebs in Verbindung standen. Doch für mindestens drei Jahre litt ich wegen der postherpetischen Neuralgie Tag für Tag furchtbare Qualen – stechende, brennende Schmerzen im ganzen Körper, die das Tragen von Kleidern und die Berührung durch andere zur Tortur machten. Der Grad der Beschwerden variierte zwar – es gab schlimme und bessere Tage –, aber *da* waren sie immer. Manchmal konnte ich nur eine gewisse Erleichterung finden, indem ich absolut regungslos dalag. Obwohl ich nie den Punkt totaler Verzweiflung erreichte, konnte ich es vollkommen verstehen, als ich las, daß die Gürtelrose zu ernsthaften Depressionen führen kann und einer der Hauptgründe für Selbstmord bei älteren Menschen ist.

Im Mai 1999 unterzog ich mich einer weiteren intensiven Bestrahlungsreihe. Dann trafen wir uns wieder mit Dr. Barth, um die Untersuchungsergebnisse zu besprechen, die leider überhaupt nicht gut waren. Die Bestrahlungen hatten das Wachstum des Krebses in meinem Körper nicht aufhalten können, was eine noch aggressivere Behandlung notwendig machte. Ab Juni würde ich zweimal eine 96 Stunden dauernde Chemotherapie erhalten.

Wieder mußte ich die mit einer Chemo verbundenen Unannehmlichkeiten ertragen. Wieder fielen mir die Haare aus. Und die Gürtelrose schmerzte nach wie vor. Nach diesem allen saßen wir erneut in Dr. Barths Sprechzimmer zusammen, um die Ergebnisse zu besprechen.

Die gute Nachricht war, daß der eigentliche Tumor beinahe verschwunden war.

Die schlechte Nachricht war, daß das Lymphom immer noch in meinem Körper vorhanden und sogar auf dem Vormarsch war.

An diesem Punkt sagte Dr. Barth uns, ich hätte eine 40-zu-60-prozentige Überlebenschance – und zwar nur, »wenn ein Wunder geschieht«.

Nun, ich hatte nie aufgehört zu glauben, daß an mir ein Wunder geschehen würde. Ich hatte auch jetzt nicht die Absicht, mit Glauben aufzuhören. Wir hofften und beteten immer noch um ein Heilungswunder, aber nun schien das Risiko höher zu sein. Es war jetzt wirklich ein Kampf auf Leben und Tod.

Dr. Barth zeichnete in groben Zügen mehrere Behandlungsmöglichkeiten auf. Die Rituxan-Therapie war eine davon, ferner eine Stammzelleninfusion, bei der gesunde Zellen aus meinem Blut gesammelt, eingefroren und dem Körper später wieder zugeführt werden würden, um das Knochenmark nach einer hochdosierten Chemotherapie wieder aufzubauen. Als weitere mögliche Behandlung käme dann noch eine Knochenmarktransplantation in Frage.

Als ich den letztgenannten Vorschlag hörte, verschlug es mir förmlich den Atem. Eine Knochenmarktransplantation? So etwas war, wie ich gehört hatte, der allerletzte Ausweg für Schwerstkranke. Und ich konnte zu diesem Zeitpunkt nicht verdauen, daß das Attribut »schwerstkrank« tatsächlich auf mich zutreffen sollte.

Rituxan und Stammzelleninfusion schienen uns die besseren Behandlungsmethoden zu sein, trotzdem hielten wir es für klug, ebenfalls die Möglichkeit einer Knochenmarktransplantation in Betracht zu ziehen. Also begannen wir mit dem langen Prozeß, einen geeigneten Spender zu finden. Zu der Zeit mußten sechs Bestandteile des Blutes übereinstimmen, um als brauchbar zu gelten. Niemand von meiner Blutsverwandtschaft - Jenny, Brad oder mein Bruder - entsprach diesen Kriterien. Das gleiche galt für Bob, seine Familie und alle unsere Freunde. Schließlich schickte Dr. Barth eine Nachricht an die verschiedenen nationalen und internationalen Datenbanken, daß wir auf der Suche nach einem nicht mit mir verwandten Spender seien.

Zudem sagten wir unsere restlichen Vortragstermine ab und begannen darüber nachzudenken, ob wir nicht besser unser Versandgeschäft verkaufen sollten.

In der Zwischenzeit führten wir unser Leben fort, so gut es eben ging. Und wie gewöhnlich war es voller Höhen und Tiefen. (In dieser Hinsicht unterscheidet sich das Leben im Krebsland nicht wesentlich von dem anderswo.)

Die Tiefen fielen, fürchte ich, zum größten Teil auf Bobs Schultern - und ich lernte in dieser Zeit, was für breite Schultern er tatsächlich hat. Zu allem, was er für mich tat - mich zu den

Behandlungen fahren, meine Medikamenteneinnahme und mein körperliches Befinden überwachen –, kam noch das Einkaufen, Kochen und Putzen hinzu. Er fuhr mehrmals wöchentlich nach Riverside, um sich um unser Versandgeschäft zu kümmern, unseren verlegerischen Pflichten nachzukommen und unser Haus instand zu halten. Außerdem kümmerte er sich rührend um seine 85jährige Mutter, die mittlerweile so schwach war, daß sie nicht länger allein leben konnte. Als ihre körperliche Hinfälligkeit und geistige Verwirrtheit fortschritten, versuchten wir zuerst, sie bei uns zu behalten; als ich dann aber immer kränker wurde, mußten wir eine Heimunterbringung ins Auge fassen. Bob brachte sie in drei verschiedenen Einrichtungen unter, immer auf der Suche nach der besten Lösung. Er besuchte sie viermal in der Woche, wusch für sie und tat auch sonst alles, was er konnte. Unsere ganze Familie war sehr traurig, mit ansehen zu müssen, wie diese starke, vitale Frau Gottes immer mehr verfiel.

Doch die Freuden, die wir in dieser schwierigen Zeit erlebten, waren ebenfalls sehr real und brachten uns selbst in diesem fremden Land zum Singen. Der Blick übers Meer aus unserem Erkerfenster sowie gelegentliche Picknicks am Strand erinnerten mich daran, wie sehr ich Wasser und Sand liebte. Häufige Besuche von unseren Kindern und Enkelkindern – denen es großen Spaß machte, nach einem Besuch bei Oma und Opa auch noch an den Strand gehen zu können – waren für uns jedes Mal eine große Ermutigung. Bob und ich bauten Beziehungen zu anderen Patienten und ihren Angehörigen auf und gewannen die Mitarbeiter in Dr. Barths Praxis mit der Zeit richtig lieb. Auch durften wir ihnen geistlich dienen, indem wir christliche Literatur weitergaben und Zeugnis über die Hoffnung ablegten, die uns Kraft zum Durchhalten gab.

Zu den ganz großen Geschenken in dieser Zeit gehörte das Wiederaufleben von engen Beziehungen zu etlichen Freunden, die wir seit Jahren kannten und zu denen der Kontakt nie ganz abgebrochen war. Bob genoß die Freundschaft und Anteilnahme einer Gruppe gleichgesinnter Männer – etwas, was er in unseren Jahren des Reisens nicht gehabt hatte. Unsere neue Gemeinde – eigentlich war es die gleiche, die wir vor Jahren besucht hatten – stellte sich zu uns und diente uns in vielfältiger Weise, obwohl ich nicht regelmäßig an den Gottesdiensten teilnehmen konnte. Nicht lange nach dem Erdbeben meiner »40-zu-60-prozentigen« Diagnose bildeten die Ältesten dieser Gemeinde einen Kreis um uns, lasen verschiedene Bibelverse vor, salbten meine Stirn mit Öl und beteten für meine Heilung.

Und an jedem einzelnen Tag merkte ich, wie mir die Gebete so vieler Menschen im ganzen Land inneren Auftrieb gaben. Manche davon waren alte Freunde. Andere kannte ich nicht einmal persönlich - ich erfuhr erst aus zweiter Hand, daß sie mich auf ihre Gebetsliste gesetzt hatten. Viele schickten mir Karten, Briefe oder Faxe, in denen sie ermutigende Bibelverse weitergaben oder über eigene Erlebnisse berichteten. Jeden Tag, egal, wie schwer er war, stützte ich mich auf diese greifbaren Äußerungen der Liebe Gottes zu mir.

Eine der glücklichsten Entwicklungen jenes Sommers war der Erwerb eines neuen Schwiegersohns. Sein Name ist Bill, und er wurde sehr bald zu einer Quelle des Segens in unserem Leben. Nachdem Jenny ihr Leben ganz neu dem Herrn übergeben hatte, hatte sie wiederholt versucht, sich mit ihrem Ex-Ehemann zu versöhnen, aber ohne Erfolg. Schließlich beschloß sie, einfach mit ihrem Leben weiterzumachen und sich darauf zu konzentrieren, eine gute Mutter für ihre Kinder zu sein. Und dann brachte Gott Bill in ihr Leben. Sie lernten sich durch einen Bekannten kennen und kamen sich langsam und sehr behutsam näher. Schließlich wurde uns ebenso wie Jenny klar, daß dieser freundliche, zuverlässige Mann ein permanenter Teil unseres Lebens sein würde. Im Sommer 1999 feierten wir mit großer Freude die Hochzeit unserer Jenny mit Bill. Zwar war mein Kopf noch kahl von der letzten Chemotherapie, aber geschmückt mit einem hübschen Halstuch und einem großen Sommerhut, fiel das kaum auf. Als die beiden Neuvermählten sich dann mit ihren Sprößlingen in einem schönen neuen Haus, ungefähr eine Autostunde von uns entfernt, niedergelassen hatten, sahen wir erwartungsvoll dem nächsten Schritt entgegen, wie immer dieser aussehen mochte.

Die folgenden sechs Monate verbrachten wir größtenteils damit, einmal dies, dann wieder das auszuprobieren, um das Fortschreiten des Krebses in meinem Körper zu bremsen und, wenn möglich, umzukehren. Programme und Pläne wurden während des gesamten Herbstes ausgearbeitet und dann wieder abgeändert. Ich unterzog mich einer Reihe von Stammzellentnahmen, aber mein Körper konnte einfach nicht genügend Stammzellen bilden, um eine Stammzelleninfusion möglich zu machen. Kurz nach Neujahr fing ich mit einer Rituxantherapie an, die in Verbindung mit anderen Medikamenten meinen Organismus stärken sollte - für den Fall, daß sich ein passender Knochenmarkspender finden würde.

Im Februar erhielten wir die Nachricht, daß zwei mögliche Spender identifiziert worden waren, und im April hatte sich die Auswahl auf einen einzigen Spender - einen 23jährigen Mann aus Kanada - reduziert, der in allen sechs notwendigen Blutbestandteilen mit mir übereinstimmte. Wir durften zwar seinen Namen nicht erfahren, aber uns wurde gesagt, er sei die einzige Person in allen verfügbaren Datenbanken, der perfekt zu mir paßte - und er sei bereit, mir etwas von seinem Knochenmark zu spenden.

Dr. Barth hatte uns empfohlen, die Knochenmarktransplantation im Fred Hutchinson-Krebsforschungszentrum machen zu lassen, einer führenden Einrichtung in Seattle/Washington. Ich fuhr also mit meinen Behandlungen fort, während Bob alle notwendigen Vorkehrungen traf, um zwei Häuser - in Newport Beach und in Riverside - aufzulösen und nach Seattle zu ziehen. Wir würden für mindestens vier Monate in einer zur Marriott-Hotelkette gehörenden Wohnanlage leben, die direkt an das Hutchinson-Zentrum - oder auch »Hutch«, wie es gewöhnlich genannt wurde, - angrenzte.

In unserer neuen Wohnung anzukommen, war, als würde man ein neues Gebiet im Krebsland erkunden. Für 125 Tage würde unsere Welt nun im großen ganzen aus unserer 2-Zimmer-Suite mit Bad und Kochnische, den Fluren und der Eingangshalle des Hotels, den Warte- und Behandlungszimmern vom »Hutch« sowie des University of Washington-Hospitals und dem Shuttlebus bestehen, der uns zwischen den genannten Orten hin und her transportierte. An diesen Orten würden wir wohnen, essen und schlafen, Gäste empfangen, wunderbare neue Freunde kennenlernen und einige von ihnen an den Tod verlieren. Außerdem würde ich meine allerletzte Behandlung bekommen.

Das Ziel der Knochenmarktransplantation, wie ich es verstehe, bestand darin, mein Immunsystem durch hochdosierte Chemotherapie und Bestrahlungen zu vernichten und danach die Knochenmarkzellen des Spenders zuzuführen, in der Hoffnung, daß sie in mir ein neues, krebsfreies Immunsystem aufbauen würden. Ich mußte mich einer schmerzhaften Knochenmarkbiopsie und einer tagelangen intensiven Chemo- und Strahlentherapie unterziehen. Doch die eigentliche Transplantation schien überraschend unspektakulär zu sein – lediglich eine intravenöse Behandlung mit einem Beutel Flüssigkeit, in der die Spenderzellen enthalten waren. Man gab mir eine Reihe verschiedener Medikamente, um eine Infektion zu verhindern und jede negative Reaktion meines Immunsystems auf das Spendermark zu unterdrücken. Dann fuhren wir zurück in unsere Wohnung in der Hoffnung, daß das Knochenmark des jungen Kanadiers seine Aufgabe übernehmen und ein neues Immunsystem in meinem Körper aufbauen würde.

An den Rest des Sommers kann ich mich nur noch dunkel erinnern, weil ich so viele starke Medikamente einnehmen mußte. Ich weiß aber noch, daß ich mich schämte, wenn fremde Leute mich sahen, weil mein Körper auf das Transplantat mit einer Krankheit reagierte, die meine Haut rot und glänzend machte. Durch die Steroid-Medikamente wiederum, die ich erhielt, um gegen diese Krankheit anzukämpfen, war mein Körper aufgedunsen, und ich hatte richtig runde Hamsterbäckchen bekommen. Die Schmerzen von der Gürtelrose waren ebenfalls noch da, trotz allem, was wir an Behandlungsmöglichkeiten ausprobiert hatten. Die Aussicht aus unserem Wohnzimmerfenster auf den Lake Union mit seinen zahllosen Segelbooten war wunderschön und erhebend, aber ich schlief die meiste Zeit, und Bob füllte seine Tage aus, so gut es eben ging.

In diesem Sommer, als meine Behandlung an einem kritischen Punkt angelangt war, starb Bobs Mutter. Mein Bob, der seine Mutter von ganzem Herzen liebte und für viele Jahre so hingebungsvoll für sie gesorgt hatte, traf die schwere Entscheidung, nicht zu ihrer Beerdigung nach Hause zu fahren. Er hatte den Eindruck, ich sei zu krank, als daß er mich allein lassen könne, und sei es nur für kurze Zeit. Statt dessen feierten wir im kleinen

Kreis mit einigen wenigen Freunden und Angehörigen Abschied von Mama.

Nach über hundert Tagen in Seattle erhielten wir endlich die Genehmigung, nach Südkalifornien zurückzukehren. Ich hatte immer noch ein rosarotes Gesicht und einen geschwollenen Körper, war immer noch schwach und stand unter starken Medikamenten, und ich hatte auch immer noch Schmerzen. Trotzdem freute ich mich von Herzen, wieder zu Hause zu sein – allerdings nun in einem anderen Haus.

Noch während wir in Seattle waren, hatten wir uns damit abgefunden, daß meine Genesung u. U. länger dauern könnte, und schließlich die Entscheidung getroffen, permanent nach Newport Beach umzuziehen. Wir liebten unsere »Scheune« in Riverside, die unsere Büros, das Versandlager wie auch unser ganzes Leben beherbergt hatte, aber das große Haus mit dem weitläufigen Grundstück erforderte mehr Pflege, als wir ihm geben konnten. Außerdem erschien es uns notwendig, in der Nähe von Dr. Barth zu sein, um weiter von ihm behandelt werden zu können. Überhaupt hatten wir den Eindruck, nach vorn blicken und einen neuen Lebensabschnitt beginnen zu sollen.

Durch eine Immobilienmaklerin hatten wir ein ideales Haus in einem Stadtteil von Newport Beach, nur wenige Meter vom Strand entfernt, ausfindig gemacht. (Die Tatsache, daß es genau zu der Zeit, als wir es brauchten, frei war, und das zu einem erschwinglichen Preis, war für uns eine Bestätigung, daß Gott immer noch an der Arbeit war und unser Leben lenkte.)

Wir hatten alles in die Wege geleitet, um unser Versandgeschäft an unsere Freunde Sheri und Tim Torelli zu übergeben, die sich schon seit Jahren um unsere Webseite und um die Korrespondenz gekümmert hatten. Brad und Jenny und ihre Familien wie auch unsere Freunde in Newport Beach hatten sich große Mühe gegeben, um unser neues Haus anzustreichen und zu renovieren, damit wir bei unserer Rückkehr nur noch einzuziehen brauchten. (Das war ein weiterer Beweis der Fürsorge Gottes: Unser neuer Schwiegersohn hat zufälligerweise ein Malergeschäft!)

Meine erste Aufgabe nach unserer Rückkehr aus Seattle bestand darin, unsere Möbel und sonstigen Besitztümer zu sortieren und zu entscheiden, was wir in unser neues, kleineres Domizil mitnehmen würden. Diese schmerzliche Aufgabe schien eine Zusammenfassung all dessen zu sein, was wir in den letzten Jahren an schwierigen Entscheidungen zu treffen und an Verlusten hinzunehmen gehabt hatten. Unser Traumhaus in Riverside war vollgepackt mit Erinnerungen, voll mit Liebe, und jedes einzelne Teil darin hatte etwas mit unserer Identität zu tun. Ich sah die Kleidung durch, die ich bei meinen Seminaren getragen hatte, Möbel, die meiner Mutter gehört hatten, Mitbringsel von unseren Reisen und Andenken aus meiner Zeit als Verlegerin. Wie sollte ich auswählen, was wir behalten würden und was nicht?

Merkwürdigerweise half mir gerade meine Krankheit bei dieser Aufgabe. Zwar tat es mir leid, unser Haus in Riverside verlassen zu müssen, gleichzeitig war es mir aber ein Anliegen, daß unser Leben in Zukunft einfacher verlaufen und weniger Anforderungen an uns stellen sollte. Der schwere Prozeß, gegen den Krebs anzukämpfen, hatte es irgendwie leichter gemacht, unser altes Leben, das ich ohne Zweifel liebte, loszulassen und mir klarzumachen, daß das, was ich am meisten liebte - Bob, unsere Familie und unser Zeugnis für den Herrn -, unerschüttert bleiben würde, egal, wo wir wohnten. So fing ich denn an auszusortieren, was fort und was mit sollte. Manchmal mußte Bob eingreifen, um Dinge, die ich in meiner Müdigkeit wegschmeißen wollte, zu retten. Einige fanden bei Familienmitgliedern ein neues Zuhause, andere bei einem Scheunenverkauf einen neuen Besitzer. Und vieles nahmen wir natürlich auch mit, einschließlich meiner Teetassensammlung und unserer lieben, betagten Katze Mokie, die das Leben am Meer ganz einfach toll fand.

Als der Herbst kam, hatten wir uns in unserem neuen Haus mit dem großen, luftigen Wohnzimmer, dem leuchtend rosa Gästezimmer, dem gemütlichen Schlafzimmer und der sauberen, praktischen Küche schon gut eingelebt. Vieles von unseren Möbeln und der Einrichtung aus dem Haus in Riverside paßte wunderbar in unser neues Heim - sogar eine eingebaute Vitrine mit Glastüren für meine Teetassen war da! -, und es gab auch manches Neue, einschließlich einer Fülle wunderschöner Gemälde von unserer Freundin Zoe Hadley. Wir liebten die Umgebung mit den vielen Blumen und den freundlichen Nachbarn. Auch die Nähe zum Strand, den ich von Kind auf besonders geliebt hatte, gefiel uns.

Auf der anderen Seite war es aber auch eine merkwürdige Zeit für Bob und mich. Wir waren immer ausgesprochen aktive Menschen gewesen, hatten uns um unsere Familien gekümmert, unser Geschäft gemanagt und praktisch alles unter Kontrolle gehabt. Jetzt war es unsere Hauptaufgabe, darauf zu warten, daß mein neues Knochenmark sich etablierte, und ansonsten die Medikamenteneinnahme im Auge zu behalten, Infektionen nach Möglichkeit zu vermeiden und auf eventuelle Nachbeben zu achten – das dumpfe Grollen von Komplikationen, die darauf hindeuten konnten, daß mein Körper das neue Knochenmark abstieß.

Meine Aufgabe war es, zu ruhen und neue Kraft zu sammeln, obwohl die Schmerzen von der Gürtelrose eine Genesung erschwerten. Ich verbrachte viel Zeit damit, einfach still zu liegen in der Hoffnung, daß die Schmerzen nachlassen würden. Bob fuhr fort mit Kochen, Saubermachen, Bücherschreiben und dem »Jonglieren« von Pillen und Versicherungsformularen.

Meine liebe Jenny war uns in dieser Zeit eine sehr große Hilfe. Als wir von Seattle zurückgekommen waren, hatte sie zu mir gesagt: »Mama, ich werde dir ein ganzes Jahr von meiner Zeit schenken. Wenn immer du mich brauchst, bin ich für dich da.« Das war schon ein ganz schönes Angebot für eine Mutter von drei halbwüchsigen Kindern, die eine ganze Autostunde von uns entfernt wohnte. Obwohl auf dieser Strecke immer viel Verkehr herrschte, kam sie doch fast jeden Tag. Meistens war es gegen 10 Uhr, und sie brachte ihrem Papa stets eine Tasse Kaffee und einen Berliner mit. Sie blieb gewöhnlich bis ca. 14 Uhr, um Bob die Gelegenheit zu geben, ein bißchen an die Luft zu kommen. Die Zeit nutzte sie, um Besorgungen zu machen, das Mittagessen vorzubereiten, Hausarbeiten zu erledigen oder einfach an meinem Bett zu sitzen und mir Gesellschaft zu leisten.

Auch Brad war in dieser Zeit ein großer Segen für uns, obwohl er selber schwierige Zeiten durchmachte, sowohl beruflich als auch privat. Sooft er konnte, kam er vorbei, einfach um mit uns zu plaudern oder zu schauen, ob er etwas tun konnte. Mein Sohn und ich hatten schon immer eine ganz besonders enge Beziehung zueinander gehabt, und jeder seiner Besuche war Balsam für meine Seele.

Gar nicht zu reden von den Freunden, die mich besuchen kamen, uns zu essen brachten und Gesellschaft leisteten, die einfach bei uns saßen, mit uns redeten und uns ihre Liebe zeigten. Meine wunderbaren Enkelkinder kamen ebenfalls oft zu Besuch, und ich freute mich immer zu sehen, wieviel sie wieder gewachsen waren. Trotz der Schmerzen von der Gürtelrose genoß ich es, von ihnen umarmt zu werden und die Lebendigkeit ihrer jugendlichen Körper in mich aufzunehmen.

Es war tatsächlich eine gute Zeit in jenem Herbst nach meiner Knochenmarktransplantation. Bob und ich waren umgeben von Menschen, die uns lieb hatten, getragen von den Gebeten vieler Freunde und Kollegen im ganzen Land, und die schöne Umgebung in Strandnähe tat ebenfalls das Ihre. Im Oktober feierten wir sogar unseren 45. Hochzeitstag - in aller Stille zwar, nur im engsten Familienkreis, aber voller Freude und Dankbarkeit über die Tatsache, daß wir einander noch hatten.

Nicht, daß es auf diesem Abschnitt der Reise nicht auch hin und wieder ein unterirdisches Grollen gegeben hätte. Ich hatte noch immer meine Höhen und Tiefen, und einmal fiel ich sogar nach einem Essen im Restaurant ins Koma und verbrachte anschließend elf Tage im Krankenhaus wegen einer Infektion. Die andauernde postherpetische Neuralgie war ebenfalls eine ständige Qual - und eines Tages sagte ich zu Dr. Barth, daß ich es einfach nicht mehr aushielte.

Er muß die Verzweiflung in meinen Augen gesehen haben. »Bevor Sie aus dem Fenster springen«, sagte er ernst, »geben Sie mir bitte 24 Stunden Zeit.«

Trotz meiner Schmerzen mußte ich lachen. Ganz auf der Fensterbank stand ich ja noch nicht - obwohl es wahrscheinlich gut war, daß wir jetzt in einem Bungalow wohnten!

Doch das Ergebnis dieser Unterhaltung war, daß Dr. Barth mich an Dr. Steinmann, einen Schmerzspezialisten am Hoag Presbyterian Hospital, überwies, der es tatsächlich zum ersten Mal fertigbrachte, mir ein wenig Erleichterung meiner Beschwerden zu verschaffen.

Der Winter kam mit seinen Regenfällen und dann der Frühling mit einer Fülle von Blumen überall in unserer Straße. Auch unsere Hoffnung stand in voller Blüte, als wir sahen, wie all unsere Gebete um Heilung anfingen, sich zu erfüllen. Mit jedem Monat fühlte ich mich ein wenig kräftiger, ein wenig zuversichtlicher. Das unterirdische Grollen wurde leiser, und die Straße durchs Krebsland, der wir folgten, ähnelte mehr und mehr dem normalen Auf und Ab des Lebens. Obwohl ich immer noch starke Medikamente einnehmen mußte, um einer Abstoßung der gespendeten Knochenmarkzellen vorzubeugen, immer noch anfällig für Infektionen war und auch immer noch unter Schmerzen von der Gürtelrose litt, fingen wir doch an, gewisse Meilensteine auf dem Weg zur Heilung zu entdecken.

Zuerst gab es eine leichte Verringerung der Schmerzen von der Gürtelrose; sie waren zwar immer noch vorhanden, aber ein klein wenig besser.

Dann gab es ein positives Ergebnis bei der Computertomografie im Februar, und die für die »Hamsterbäckchen« verantwortlichen Medikamente wurden langsam immer mehr zurückgeschraubt.

Danach kam der noch größere Meilenstein unseres Jahreschecks im Hutchinson-Krebszentrum in Seattle. Die im Juni 2001 vorgenommenen Untersuchungen ergaben keine Spur mehr von einem Lymphom, dazu ein 100%iges Vorhandensein des gespendeten Knochenmarks in meinem Körper. Ich hatte zwar noch einen langen Weg vor mir bis zur vollständigen Heilung, doch nach allem, was man sehen konnte, war ich krebsfrei!

Im Juli konnten wir nach vier Jahren zum ersten Mal wieder an einem Kongreß christlicher Buchhändler in Atlanta teilnehmen und freuten uns sehr, alte Freunde wiederzusehen und wieder »mitmischen« zu können.

Auch erhielten wir endlich die Erlaubnis, mit meinem Knochenmarkspender in Verbindung zu treten. Die Vorschriften verhindern für mindestens ein Jahr jeglichen Kontakt zwischen Spender und Empfänger - vermutlich, um eine Enttäuschung abzuwenden, falls das Transplantat nicht angenommen wird. Doch nun durften wir uns an die Spenderbank wenden und etwas über den 23jährigen Kanadier erfahren.

Wir fanden heraus, daß er Dan Rapoi hieß und in Kanada als Diskjockey arbeitete. Dann erhielten wir die Nachricht, daß er bereit sei, mit uns zu sprechen. Nach einigen erfolglosen Versuchen erreichten wir ihn schließlich am Telefon. Was war das für eine wunderbare Sache, den Mann kennenzulernen - wenn auch nur telefonisch -, dessen Zellen jetzt durch meinen Körper wanderten! Meine Tränen flossen, als ich erfuhr, daß er ein feiner junger Mann ist, der regelmäßig in die Kirche geht und der Gott alle Ehre für das Wunder meiner Heilung gab.

Während der nächsten paar Monate trafen wir immer wieder auf solche Meilensteine. Als Dr. Barth uns im August - nach zwei Jahren wöchentlicher Besuche - sagte, wir brauchten erst in einem Monat wiederzukommen, da hüpften wir praktisch vor Freude.

Als die Schmerzen von der Gürtelrose im Spätherbst ein weiteres Stück zurückgingen, konnte ich auch richtig hüpfen, ohne mich vor Schmerzen zu krümmen.

Und als dann wieder die festliche Zeit begann, passierte ich den größten von allen Meilensteinen.

Als erstes beschloß ich, mir die Haare zu färben - die »Krankenhaare« zurückzulassen und wieder mehr ich selbst zu sein. Manche mögen das eitel nennen, egal - meine neuen, »jungen« Haare gaben mir jedenfalls neuen Aufschwung. Jetzt war ich so weit, daß ich das, was Gott an mir getan hatte, so richtig feiern konnte.

Also lud ich unsere ganze Familie zum Erntedankfest ein (dieses wird in den USA jeweils am 4. Donnerstag im November gefeiert, Anm. d. Ü.). Siebzehn Personen versammelten sich um den Eßzimmertisch in unserem neuen Haus und dankten Gott aus tiefstem Herzen. Dann lud ich unsere neuen Nachbarn zu einem Advents-Kaffeetrinken ein. Und schließlich war ich nach langer Zeit wieder einmal Gastgeberin bei dem regelmäßigen Weihnachtstreffen unseres speziellen Freundeskreises. Vier Jahre lang hatte ich aus Krankheitsgründen diese Aufgabe nicht wahrnehmen können. Doch nun war ich so weit, daß ich die Lasagneform herauskramen, den Salat mit dem berühmten Olivenöldressing meines Vaters anmachen, ein von Herzen kommendes Dankgebet sprechen und mich dann ganz einfach mit den anderen freuen konnte!

Nach dieser ganzen Bewirterei war ich zwar müde, aber glücklich und zutiefst dankbar. Endlich hatte ich den Eindruck, die Landschaft um mich herum allmählich wiederzuerkennen.

Während ich dieses Kapitel Anfang 2002 beende, leben wir immer noch in dieser annähernd normalen, von Meilensteinen gekennzeichneten Region vom Krebsland. Für eine Weile haben keine größeren Beben mehr unsere Welt erschüttert, und obwohl die Schmerzen von der Gürtelrose wie auch die Medikamente gegen die Abstoßung des Transplantats weiterhin Teil meines Lebens sind, sind sie doch etwas in den Hintergrund getreten. Jeden Tag mache ich einen kleinen Spaziergang in unserer Umgebung und treffe mich manchmal abends mit Freunden. Unser neues Heim in Newport Beach macht uns viel Freude, obwohl wir unsere geliebte »Scheune« in Riverside nach wie vor vermissen. Wir benutzen unsere Freiheit von der Leitung des Versandgeschäfts dazu, uns auszuruhen und an unserer Familie zu freuen – der gesamte Clan war über Weihnachten auf Hawaii! Und ich hoffe sehr, irgendwann in diesem Jahr auch wieder mit Vorträgen beginnen zu können.

Was genau ich sagen werde, wenn ich endlich wieder vorne auf dem Podium stehe, weiß ich noch nicht. Ich weiß nur, daß es etwas mit dem zu tun haben wird, was ich auf dem furchterregenden, erdbebengeschüttelten Weg durchs Krebsland gelernt habe.

Der Weg war länger und schwieriger, als ich je erwartet hätte. Er hat mein Leben stärker verändert, als ich je hätte ahnen können. Doch in dem allen war der Herr da; er hat die Ärzte benutzt, um mich gesund zu machen, hat uns auf Flügeln des Gebets und der Anteilnahme getragen, uns mit seiner Gegenwart eingehüllt, selbst wenn wir nicht mehr beten konnten, und uns ganz einfach auf das vorbereitet, was als nächstes in unserem Leben kommen würde.

Eigentlich hätte ich darüber nicht überrascht sein müssen, hat Jesus doch selber versprochen, alle Tage bei uns zu sein.

Sogar, wie ich gelernt habe, bis ins Krebsland … und darüber hinaus.

LIEBER REISEGEFÄHRTE,

ich weiß nicht, auf was für einer Reise Sie sich persönlich z. Zt. befinden. Ich weiß nicht, welche Erdbeben Ihre Fundamente erschüttern, welche Sorgen Sie nachts wachhalten, welche Schmerzen Ihnen die Kräfte rauben und allen Mut nehmen wollen.

Eines aber weiß ich. Wenn ich Sie in diesem Moment sehen könnte, würde ich Sie fest in den Arm nehmen und Ihnen ins Ohr flüstern: Sie brauchen nicht allein zu gehen.

Egal, wie der Weg aussieht, auf dem Sie sich befinden, ob er bergauf oder bergab führt, ob er glatt oder steinig ist oder vielleicht sogar durch ein Erdbebengebiet führt – der Herr wird an Ihrer Seite gehen und Sie auf Schritt und Tritt begleiten. Manchmal werden Sie seine Nähe ganz stark verspüren. Dann wieder gibt es Zeiten, in denen Sie gar nicht merken, daß er da ist, bis Sie zurückschauen und erkennen, was er getan hat. Manchmal werden Sie ihn in den Gesichtern von Ärzten und Krankenschwestern, Freunden und Familienmitgliedern sehen, und manchmal werden Sie ihm an den einsamen Plätzen begegnen, wo kein Mensch außer Ihnen hinkommt.

Wenn Sie leiden, wird er Sie in seine Arme nehmen.

Wenn Ihre Kraft zu Ende ist, wird er Sie tragen.

Und wenn der Boden unter Ihren Füßen zu schwanken scheint, wird er Ihren Schritten Halt geben.

Bei jedem Schritt, den Sie gehen, wird er Sie auf den nächsten Schritt vorbereiten. Und egal, wo Sie gerade sind, Sie befinden sich auf dem Weg nach Hause!

Reichen Sie mir Ihre Hand und schenken Sie mir Ihr Vertrauen. Ich habe das gleiche erlebt wie Sie. Das Wichtigste ist, daß Gott da ist! Wenn es irgend jemanden gibt, dem Sie auf Ihrer Reise durch unbekanntes Land vertrauen können, dann ihm, Ihrem Herrn.

Gott segne Sie reichlich!

Emilie

GOTTES GESCHENK DER WAHRHEIT FÜR IHRE PERSÖNLICHE REISE

- Egal, wo Sie sich befinden, Gott ist auch dort. Wo immer Sie hingehen, Sie können niemals seiner Liebe und Fürsorge entrinnen.
- Sie dürfen dem Herrn vertrauen, daß er Sie sicher durch jedes Erdbebengebiet hindurchführt.
- Um Ihren Glauben zu stärken, vergessen Sie nicht, hin und wieder zurückzuschauen. Sie werden sehen, wieviel Sie bereits geschafft haben.

KAPITEL ZWEI

Der Vorratsschrank ist niemals leer

Sammelt euch Schätze im Himmel, wo weder Motte noch Rost zerstören und wo Diebe weder einbrechen noch stehlen; denn wo dein Schatz ist, da wird auch dein Herz sein.

Matthäus 6,20

So seid nun nicht besorgt, indem ihr sagt: Was sollen wir essen? Oder: Was sollen wir trinken? Oder: Was sollen wir anziehen? Denn nach diesem allen trachten die Heiden; denn euer himmlischer Vater weiß, daß ihr dies alles benötigt. Trachtet aber zuerst nach dem Reich Gottes und nach seiner Gerechtigkeit, und dies alles wird euch hinzugefügt werden.

Matthäus 6,31-33

2

Der Vorratsschrank ist niemals leer

Was mich in meinem Leben durchgetragen hat

Kennen Sie den traurigen Kinderreim von dem armen Mütterchen Hubbard und ihrem hungrigen Hund? Sie wollte ihm einen Knochen aus dem Vorratsschrank holen, aber als sie hinkam, war der Schrank leer!

Ich weiß ein bißchen was von leeren Schränken. Ich bin in einer Familie aufgewachsen, in der meine Mutter Tag und Nacht arbeitete, um Leib und Seele zusammenzuhalten. Und obwohl sie es immer schaffte, uns etwas zu essen zu geben, gab es Zeiten, in denen der Vorratsschrank in unserer kleinen Wohnung wenig mehr enthielt als ein paar Kartoffeln und eine Packung Tee.

Vielleicht ist das ja der Grund, weshalb ich immer den Gedanken eines gut gefüllten, wohlgeordneten Vorratsschranks favorisiert habe. Es macht mir Freude, die Türen zu öffnen und eine stattliche Reihe von ordentlich aufgestellten Schachteln und Behältern vorzufinden, in denen nicht nur Hundeknochen enthalten sind, sondern auch Reis, Nudeln, Hülsenfrüchte, Gewürze und Konserven - kurz, alles, was man braucht, um im Handumdrehen eine leckere, nahrhafte Mahlzeit zubereiten zu können. Es macht mir Spaß, meine Vorratskammer zu füllen und nach Inhalt und Verwendungszweck zu ordnen. Ich habe schon vor langer Zeit entdeckt, daß ein klein bißchen Planung, Organisation und Instandhaltung den Alltagsstreß enorm reduziert und mir sehr viel Freiraum und Sicherheit gibt.

Planen, organisieren, instand halten - das ist gewissermaßen der Kern dessen, was ich Frauen über die Jahre versucht habe beizubringen. Es ist die zentrale Botschaft meines Dienstes »Mehr Stunden für meinen Tag«. Ich habe eine Menge Zeit auf Podien damit verbracht, jungen Frauen zu zeigen, wie sie einen Staubwedel benutzen können, um effektiver sauberzumachen, numerierte Schachteln und Karteikarten, um alle »Sachen« in ihrem Leben zu organisieren, Teepartys und Überraschungskörbe, um ihre Beziehungen zu bereichern, Gebetshefte und Gebetskörbchen, um sicherzustellen, daß sie eine regelmäßige intensive Zeit mit Gott verbringen. Und, ja, ein bißchen habe ich auch darüber gesagt, wie man eine Speisekammer bestückt.

Aber was ich in all diesen Jahren versucht habe zu lehren, war nicht nur Planung, Organisation und Instandhaltung um ihrer selbst willen, sondern ich habe ein ganz bestimmtes Ziel damit verfolgt. Auch wenn ich meinen Teil an Organisationsschachteln, Staubwedeln und Gebetsheften verkauft habe, war es nie meine Absicht, lediglich Waren feilzubieten. Es lag mir vielmehr am Herzen, jungen Frauen zu zeigen, wie sie ihr Leben einfacher gestalten und gleichzeitig bereichern konnten, um Zeit für das wirklich Wichtige zu finden – ihre Familie, ihre Beziehungen und ihre Verbindung mit Gott –, und um vorbereitet zu sein für neue Gelegenheiten, die sich ihnen bieten mochten.

Nun, das scheint alles sehr lange her zu sein. Seit etlichen Jahren habe ich keinen einzigen Staubwedel mehr verkauft – und bis vor kurzem nicht einmal einen benutzt! Deshalb scheint es nun, nach all den vielen Jahren des Belehrens und selber Auslebens, durchaus angebracht zu fragen: »Hat es denn wirklich etwas gebracht? Hat das, was ich getan und gelehrt habe, tatsächlich etwas ausgerichtet, als der Krebs ausbrach und meine Arbeit abrupt zum Stillstand brachte?«

Rückblickend kann ich diese Frage mit tiefer innerer Dankbarkeit bejahen. Als Bob und ich vor der Herausforderung meiner Krebsjahre standen, war ich wirklich froh darüber, daß meine Gewohnheit zu planen, zu organisieren und instand zu halten sich jetzt auf so vielerlei Weise auszahlte. Wenn wir in unsere Vorratskammer gingen, fanden wir sie niemals leer vor.

Das bedeutet nicht, daß ich auf den Krebs vorbereitet gewesen wäre! Eigentlich kann man sich auf eine solche Krisenzeit gar nicht wirklich vorbereiten. Ich bin nicht einmal sicher, daß man total darauf vorbereitet sein *sollte*. Wer kann schon intensiv und erfüllt leben, wenn er sich permanent vorstellt, was vielleicht alles schiefgehen könnte? In gewissem Sinne müssen wir Gott einfach vertrauensvoll die Zukunft überlassen und ihm, wenn sie da ist, ebenfalls vertrauen. Jesus hat seinen Jüngern gesagt, sie sollten sich keine Sorgen über die Zukunft machen, sondern vielmehr Vertrauen haben, daß Gott sie versorgen werde.

Und doch hat derselbe Herr gesagt, wir sollten wachsam sein und gut darauf achten, was er in unserem Leben tun werde. Er hat von den klugen Jungfrauen gesprochen, die vorausgeplant und daran gedacht hatten, Öl für ihre Lampen mitzunehmen. Er hat uns darauf hingewiesen, daß wir, auch wenn wir die Zukunft nicht kennen, trotzdem wachsam und bereit sein sollen für das, was kommt. Insbesondere ging es dabei um sein zweites Kommen. Doch diese Haltung des Wachens und Wartens, der sorgfältigen, aber dennoch vertrauensvollen Vorbereitung, gilt ebenso für die Art und Weise, wie wir unser alltägliches Leben leben und unsere Vorratskammern füllen, um bereit zu sein für alles, was beim Auspacken unserer Tage zum Vorschein kommt.

Als schwere Zeiten über unsere Familie hereinbrachen und wir unter Druck schwierige Entscheidungen treffen mußten, war ich Gott dankbar, daß ich unsere Vorratskammern aufgefüllt hatte, als die Tage noch besser waren. Nicht, daß ich perfekt vorbereitet gewesen wäre oder jeden Tag und jede Stunde damit verbracht hätte, Vorkehrungen zu treffen für Dinge, die vielleicht passieren könnten. Aber als meine Gesundheit zerbrach und unser Leben sich total veränderte, war ich dankbar, feststellen zu können, daß unser Haushalt mehr oder weniger gut durchorganisiert war, meine Beziehungen einigermaßen in Ordnung waren und der Weg zur Tür meines himmlischen Vaters klar gekennzeichnet und leicht zu finden war.

Als unser Leben normal verlief, war der Zustand des »Mehr-oder-weniger-Vorbereitetseins« für mich etwas Befriedigendes und Praktisches.

Als die Krise kam, trug es, wie ich glaube, dazu bei, mir das Leben zu retten.

Inzwischen ist sicher jedem meiner Leser klargeworden, daß ich hier nicht über eine normale Vorratskammer rede. Ich spreche vielmehr von Vorräten physischer, psychischer und geistlicher Art, die imstande sind, uns durch die schwierigen Zeiten unseres Lebens hindurchzutragen.

Dazu gehören die täglichen Gewohnheiten und Verfahrensweisen, die uns das Leben erleichtern können - daß man beispielsweise für alles einen festen Platz hat und größere Arbeiten in »mundgerechten« Abschnitten bewältigt (15 Minuten am Tag!); oder das Bemühen, Schönheit in unser Leben hineinzubringen - wie z. B. den Kaffeetisch nett zu decken, einen Geschenkkorb für eine Freundin zusammenzustellen oder sich die Zeit zu nehmen, für ein angenehmes häusliches Umfeld zu sorgen. Investitionen in persönliche Beziehungen - einer Freundin, die Not hat, einen Brief zu schreiben oder sich nach einer Auseinandersetzung wieder zu vertragen, anstatt den Streit weiterschwelen zu lassen - bringen die Fülle in jede Vorratskammer. Noch wichtiger sind die Gewohnheiten und Übungen, die uns nahe bei Gott halten - Zeit für regelmäßiges Beten und Bibellesen zu erübrigen, Vertrauen und Gehorsam dem Herrn gegenüber zu praktizieren.

Wieder und wieder haben Bob und ich in den vier Jahren, in denen ich gegen den Krebs ankämpfte, festgestellt, daß die Regale in unserer »Vorratskammer« genau das enthielten, was wir brauchten, um unsere ermüdenden und komplizierten Tage und Wochen zu überstehen.

Daß wir unseren Haushalt straff organisiert hatten, beispielsweise, machte sich bezahlt, als wir binnen kürzester Zeit dreimal unsere Sachen packen und umziehen mußten - und das, obwohl ich körperlich sehr schwach war. Gegenstände, die wir oft benutzten, waren sauber und an ihrem Platz, so daß man nicht erst nach ihnen suchen mußte. Dinge, die wir nur selten brauchten, waren bereits in Kartons verpackt und beschriftet, und der Inhalt war auf Karteikarten vermerkt. Von überflüssigen Dingen hatten wir uns schon getrennt. Wir wußten genau, wo alle wichtigen Schriftstücke abgeheftet waren, brauchten uns also nicht erst durch Stapel oder Kästen von Papier hindurchzuwühlen, um die notwendigen Arbeiten zu erledigen. Die aktuellen Adressen befanden sich in Reichweite, so daß es ein schmerzloses Unterfangen war, Leute von unserer Adreßänderung zu benachrichtigen. Und wir hatten etwas auf der hohen Kante, auf das wir zurückgreifen konnten, als unser Einkommen sich dramatisch verringerte.

Als ich von der Knochenmarktransplantation nach Riverside zurückkam und sofort vor der Aufgabe stand, unseren Haushalt aufzulösen - wir hatten dreißig Jahre in unserer »Scheune« gewohnt -, war ich doppelt froh, daß wir weder Zeit noch Mühe gescheut hatten, unsere Sachen in Ordnung zu bringen und auch in Ordnung zu halten. Ein Umzug an sich ist schon schwierig genug; noch schwieriger wird es, wenn man seinen Haushalt verkleinern muß und sich außerdem schwach und elend fühlt. Nimmt man alles Zeug, das sich im Lauf von dreißig Jahren in Schränken, Schubladen, auf dem Dachboden und in der Garage angesammelt hat, dazu - nicht zu vergessen, daß das Haus für den Verkauf gründlich gereinigt werden mußte -, so hätte dies meinen Bob und mich komplett überfordert.

Auch viele andere kleinere und größere Gewohnheiten erwiesen sich als wertvoller Vorrat, als Bob und ich mit meinem Krebs fertig werden mußten. Meine Praxis, immer einen Vorrat an Postkarten und Briefmarken im Haus zu haben, half uns beispielsweise dabei, mit den vielen lieben Menschen, die uns schrieben oder anriefen, in Kontakt zu bleiben. Denn obgleich es Tage gab, an denen ich keinen Stift halten konnte, gab es auch solche, an denen ich es schaffte, ein paar Zeilen zu schreiben; aber meine Kraft hätte nicht ausgereicht, um das Haus zu verlassen und eine Karte zu kaufen. Daß ich mich vorbereitet hatte, trug dazu bei, mein Selbstvertrauen zu stärken, wenn ich wieder einmal entmutigt war, weil ich vermeintlich *überhaupt nichts* tun konnte. Und wenn ich absolut nicht in der Lage war zu schreiben, nutzte Bob unseren Vorrat an Karten, um unsere Korrespondenz auf dem laufenden zu halten.

Auch noch auf andere Weise zahlten sich die Jahre aus, in denen ich meine »Vorratskammern gefüllt« hatte. Vielleicht hört sich das im Licht meiner Krankheit ein wenig merkwürdig an, aber ich bin wirklich überzeugt, daß meine jahrelange Angewohnheit, mich gesund zu ernähren und regelmäßig zu bewegen, mir in den Jahren, in denen mein Körper um sein Überleben kämpfte, sehr viel genützt hat. Es stimmt zwar, daß gesunde Ernährung und regelmäßige Bewegung den Krebs nicht *verhindert* haben und mein Bestehen auf einer naturheilkundlichen Behandlung eine korrekte Diagnose vielleicht sogar verzögert hat. Trotzdem bin ich überzeugt, daß die Jahre, in denen ich auf meinen Körper achtete, ihm die notwendige Kraft gegeben haben, alle anstrengenden Behandlungen zu überleben und sich verhältnismäßig schnell wieder zu erholen. Und weil ich gewohnt war, alles Nötige zur Pflege meiner Gesundheit zu tun, war ich auch bereit, das Notwendige zu tun, um wieder gesund zu werden – selbst wenn die Behandlungen äußerst unangenehm waren.

Doch noch wertvoller als diese praktischen Angewohnheiten waren die Beziehungen, die ich über die Jahre gepflegt hatte. Es war gewiß nicht immer leicht, mir bei unserem oft ausgesprochen engen Terminplan die Zeit zu nehmen, Geschenke zu kaufen, Karten zu schreiben, Besuche zu machen oder mit Freunden nah und fern Tee bzw. Kaffee zu trinken. Nach einem anstrengenden Vortragstag in einer fernen Stadt waren Bob und ich oft versucht, uns in unser Hotelzimmer zurückzuziehen, anstatt unsere Herzen für neue Freundschaften zu öffnen. Und näher der Heimat war es für uns oft schmerzhaft und schwierig, uns durch dornige Beziehungsgeflechte in der engsten Familie wie auch der weiteren Verwandtschaft hindurchzuarbeiten. Es war für uns beide nicht leicht zu lernen, einander zu vergeben, miteinander klarzukommen, unsere Probleme auszudiskutieren und es immer wieder miteinander zu versuchen, auch wenn uns alles zum Hals heraushing. Es war nicht einfach, uns von Bitterkeit und Groll gegen Angehörige freizumachen, die uns in der Vergangenheit weh getan hatten (bei mir war es der alkoholsüchtige Vater, meine manipulative Tante und mein Onkel, der oft ausfallend wurde), aber schon gestorben waren, so daß wir sie nicht mehr darauf ansprechen konnten.

Es gab Zeiten in der Vergangenheit, in denen es unserer ganzen Geduld und allen Taktes bedurfte, um unsere freundschaftlichen und familiären Beziehungen aufrechtzuerhalten. Doch wie oft habe ich in den schmerzvollen Krebsjahren meine Hände zum Himmel erhoben und Gott für die wunderbaren, heilenden Beziehungen gedankt, die in unserer lebendigen »Vorratskammer« lagerten.

Wie habe ich beim Erhalt der vielen Päckchen und Briefe, die aus dem ganzen Land eintrafen – mit Gebeten, Bibelworten und ehrlich gemeinten Genesungswünschen -, Gott dafür gedankt, daß ich mir die Zeit genommen hatte, nicht nur geschäftliche Verbindungen zu knüpfen, sondern echte freundschaftliche Beziehungen - nach Konferenzen mit Frauen zu sprechen, anstatt mich in meinem Hotelzimmer erschöpft aufs Bett fallen zu lassen, Briefe zu beantworten, in denen Menschen sich für meine Bücher bedankt hatten, unsere Verlegerkollegen als Brüder und Schwestern in Christus kennenzulernen und nicht nur als Beschaffer von Verträgen und Tantiemen.

Als alte und neue Freunde in Newport Beach - Leute wie Yoli und Bob Brogger - sich um uns stellten, um zu beten, aus der Schrift vorzulesen und mich mit Öl zu salben, war ich dankbar für die vielen Kartengrüße, Anrufe und Besuche, die diese Freundschaften über viele Jahre hinweg am Leben erhalten hatten.

Als ich bewegungsunfähig auf der Couch lag, von Schmerzen und Übelkeit geplagt, und sah, wie meine Freundin Donna Otto meine Küche schrubbte (am Abend vorher hatte sie fröhlich etwas viel Schlimmeres aufgewischt), schwelgte ich in dem beruhigenden Gefühl einer Freundschaft, die wir über so viele Jahre pflegen durften, obwohl wir nie in demselben Bundesstaat gelebt hatten.

Als mein Bruder Edmond uns zu Hause besuchte oder mein einziger Cousin Phillip im Krankenhaus an meinem Bett stand und für mich betete, war ich dankbar für meine Bemühungen, die Verbindung zu meiner manchmal nicht richtig funktionierenden jüdischen Familie aufrechtzuerhalten. Eddie und ich haben in den letzten paar Jahren mehr Zeit miteinander verbracht als je zuvor und sogar gemeinsam dafür gesorgt, daß das Grab unserer Mutter eine Grabplatte bekam. Phillip hat im Lauf der Jahre selber sehr viel durchgemacht, aber sein Leben ebenfalls Christus übergeben und seitdem versucht, mit Bob und mir in Verbindung zu bleiben.

Die Besuche dieser kostbaren Verwandten während meiner Krankheit waren definitiv Balsam für meine Seele. Genau wie das Wissen, daß ich schon vor langer Zeit innerlich Frieden mit Familienmitgliedern geschlossen hatte, die mich verletzt hatten, aber mittlerweile verstorben waren. Die Mühe, die ich investiert hatte, Bitterkeit und Zorn gegen diese schwierigen Menschen abzulegen und ihnen bewußt zu vergeben, machte sich jetzt enorm bezahlt. Anstatt meine begrenzte Kraft damit zu vergeuden, mich mit Verletzungen aus der Vergangenheit zu beschäftigen, konnte ich sie ganz auf das Positive konzentrieren - auf Liebe und Heilung.

Und wie viel mehr erntete ich - an Tagen, an denen ich schwach, einsam oder entmutigt war - den Segen der Zeit und Anstrengung, die ich in die Pflege von Beziehungen in meinem engsten Familienkreis investiert hatte: Mann, Kinder und Enkelkinder. Wenn ich Jennys Umarmung fühlte und ihre Tränen auf meinem Gesicht spürte, war ich glücklich über die hart erkämpfte Geduld und Vergebung, die unsere einst so problematische Beziehung geheilt und an den Punkt solcher Liebe, Harmonie und Unterstützung gebracht hatte. Wenn ich die vertraute Stimme meines Sohnes am Telefon oder an der Tür hörte, seine starken Arme um mich spürte und seine Unterstützung empfand, freute ich mich über die besondere Beziehung, die Brad und ich von jeher zueinander gehabt hatten. Wenn ich mich an der Frische und Begeisterung meiner Enkelkinder freute und ihre selbstlose Freigebigkeit genoß, war ich dankbar, daß wir mit ihnen Kontakt gehalten, sie regelmäßig eingeladen, mit ihnen gespielt, ihnen Dinge beigebracht und uns mit ihnen unterhalten hatten.

Und dann natürlich Bob - wenn ich meinen Bob Tag für Tag beobachtete und mit Staunen sah, welche Opfer er brachte, um mich zu umsorgen, und aus seiner Kraft und Geduld selbst Kraft schöpfte, wußte ich, daß sich alle Anstrengungen, die wir beide unternommen hatten, um unsere Ehe stark und fest zu machen, mehr als gelohnt hatten. Vierzig Jahre lang hatten wir daran gearbeitet, eine Beziehung aufzubauen, die die Zeit überdauern würde. Vierzig Jahre lang hatten wir versucht, dem gesunden Pfad zu folgen und nicht den leichtesten Weg zu wählen - d. h. unsere Meinungsverschiedenheiten auszudiskutieren, uns gegenseitig die Fehler zu vergeben, Stürme zu überstehen, unsere Rollen im Gleichgewicht zu halten, die Romantik am Leben zu erhalten und dafür zu sorgen, daß Christus der Mittelpunkt unserer Beziehung blieb.

Ich habe festgestellt, daß unsere Bemühungen, Kontakt mit anderen zu halten, so gut wie nie umsonst sind. Gewiß, es gab auch Freunde, die sich, als es schwierig wurde, nicht mehr blicken ließen. Einige sorgfältig gepflegte Beziehungen lösten sich in nichts auf; doch es gab weitaus mehr, die sich als so kraftspendend erwiesen wie Essen und Trinken, so heilsam wie Medizin. Viele, viele Freunde und Bekannte riefen an, schickten Briefe oder Karten, brachten uns Essen vorbei und beteten für uns.

Ich glaube aus tiefstem Herzen, daß die Zeit und Mühe, die ich investiert habe, um meine Vorratskammer mit liebevollen Beziehungen zu füllen, mithalfen, mir das Leben zu retten. Zumindest half es mir, eine Kapazität für Liebe und Freundschaft aufzubauen, die dazu beitrug, meinen Geist frei und optimistisch zu halten in Zeiten, da ich durch Schmerzen und Furcht versucht war, mich in mich selbst zurückzuziehen. Meine Beziehungen haben zwar Schmerzen, Furcht und Krankheit nicht beseitigt, aber sie haben mich auf einer wunderschönen Wolke des Umsorgtseins durch alle diese Dinge hindurchgetragen. Ich kann ehrlich sagen, daß ich erst durch meine Krebskrankheit gemerkt habe, wie sehr ich geliebt werde.

Ich bin in der Tat zu der Überzeugung gelangt, daß die Beziehungen zu anderen Menschen, die wir im Lauf unseres Lebens pflegen, fast genauso wichtig sind wie unsere Beziehung zu Gott. Und wie lohnend ist es doch, unsere Vorratskammer mit dem engen Vertrautsein mit Vater, Sohn und Heiligem Geist zu füllen! In den schweren, schmerzvollen Krebsjahren habe ich gemerkt, daß meine lebendigen geistlichen Beziehungen für mich von lebensrettender Bedeutung waren.

Über längere Zeiträume in meiner Krankheit hinweg war es mir nicht möglich, meine Augen richtig zu fokussieren, so daß ich nicht lesen konnte. Doch wenn ich nachts vor Schmerzen nicht schlafen konnte, kamen mir oft Bibelstellen, die ich vor Jahren gelesen hatte, wieder ins Gedächtnis, trösteten und beruhigten meine aufgewühlte Seele. Es gab Nachmittage, an denen ich mich aufgrund der schweren Medikamente kaum wach halten konnte – doch die Psalmen, die Bob mir vorlas, drangen trotz der Betäubung durch meine benebelten Sinne. Und an manchem Morgen wurde ein soeben erhaltener schlechter ärztlicher Befund durch die biblisch begründete Gewißheit aufgehoben, daß, egal, was geschehen mochte, schlußendlich doch alles gut werden würde.

Durch die jahrelange Gewohnheit, im Gebet zu Gott zu kommen, fiel es mir leicht, im Geist niederzuknien, selbst wenn meine Gedanken nur langsam liefen und mein Körper sich kaum bewegen konnte. Das über die Jahre gewachsene Vertrauen zum Herrn machte es einfacher, ihm auch dann zu vertrauen, wenn die Tage mit Angst und Schrecken erfüllt waren und der Tod bedrohlich nahe zu sein schien. Jahrelanges Lernen, auf die Stimme des Heiligen Geistes zu hören, half Bob und mir, im Glauben vorwärtszugehen und notwendige Entscheidungen zu treffen, anstatt uns endlos den Kopf zu zerbrechen, welche von den verwirrend vielen Möglichkeiten wir denn nun wählen sollten. Dadurch, daß wir Gott in den vielen Jahren auf ganz vertrauter Ebene kennengelernt hatten, fiel es uns leichter, ihn selbst auf den tristen Krankenhausfluren zu erkennen – und mich in meinen Schmerzen fest an ihn zu klammern, anstatt mich zornig und zweifelnd von ihm abzuwenden.

Wie dankbar bin ich für die Jahre, die ich damit verbracht habe, meine geistlichen Disziplinen zu organisieren, damit ich sie leichter befolgen und weniger leicht vernachlässigen konnte – meine »15-Minuten-am-Tag«-Gewohnheit, die mich zum Beten trieb, selbst wenn ich meinte, keine Zeit zu haben; mein Gebetskorb als visuelle Gedächtnisstütze, daß ich Zeit mit dem Herrn brauchte; mein Gebetsheft, das mir half, meine zerstreuten Gedanken zu konzentrieren und zielgerichteter zu beten. Ich hoffe, daß alles, was ich diesbezüglich über viele Jahre gelehrt habe, auch andere inspiriert, ihre geistlichen Vorratskammern mit solchen Schätzen zu füllen, um für die Zeit vorbereitet zu sein, wenn sie sie dringend brauchen.

Auch wenn Bob und ich uns auf die Vorräte in unserer Kammer verlassen konnten, ist uns doch mehr und mehr bewußt geworden, daß wir beileibe nicht die einzigen waren, die sie gefüllt haben. Wir haben zwar unseren Teil dazu beigetragen, aber die Vorbereitung auf die Zukunft hing nicht allein von uns ab – und ich glaube, daß dies eine ganz wichtige Erkenntnis ist.

Unser Herr ist der Versorger. Er weiß, was wir am meisten brauchen, was wir in Zukunft brauchen werden und wann dies sein wird. Und ich glaube, er ist ständig an der Arbeit, uns auf die Zukunft vorzubereiten, auch wenn uns das gar nicht bewußt ist. Das heißt nicht, daß wir nicht planen, organisieren und instand halten sollen - aber wir dürfen nie vergessen, wer in Wirklichkeit die Zukunft in seiner Hand hält.

Ich sehe dies deutlicher denn je, wenn ich auf die vergangenen sechs Jahre zurückblicke. Gott hat auf vielerlei Art und Weise meine Vorratskammer mit den physischen, psychischen und geistlichen Reserven ausgestattet, die ich brauchte, um die Krebsjahre zu überstehen. Mit einer Genialität, die nur der Schöpfer des Universums und Herr unserer Tage besitzt, benutzte er unsere Erfahrungen, selbst die negativen, dazu, unsere ganze Familie auf das vorzubereiten, was vor uns lag.

Während der schrecklichen Jahre von Jennys Trennung und Scheidung, beispielsweise, war Gott in unserer Familie an der Arbeit, um uns alle auf eine noch weitaus schwierigere Situation vorzubereiten.

Mein Bob ist von Natur aus ein eher ungeduldiger Mensch, doch er lernte es nach und nach immer besser, darauf zu warten, daß Gott die schmerzliche Angelegenheit von Jennys Scheidung klären würde. Er lernte es, den Mund zu halten, auch wenn andere (wie Jenny) seine hohen ethischen Maßstäbe verletzten, und Gott mit seinem Zorn und seiner Entrüstung fertig werden zu lassen. Er wurde flexibler, demütiger und eher bereit, bedingungslos zu lieben. Und wie sehr sollten wir diese Eigenschaften brauchen, als er meine gesamten Haushaltspflichten übernehmen, stundenlang an meinem Bett sitzen und ständig einer Frau, die keine Kraft hatte, ihm dies irgendwie zu vergelten, seine Liebe zeigen mußte.

Jenny, die so furchtbar unglücklich und unsicher gewesen war, daß sie auf der Suche nach innerer Erfüllung bereitwillig ihre Familie und ihr Seelenheil aufs Spiel gesetzt hatte, war endlich imstande, auf den Ruf Gottes in ihrem Leben einzugehen. Sie fing endlich an zu begreifen, daß sie zwar einerseits Buße tun mußte, andererseits aber die Gnade des Herrn unendlich groß war; zu erkennen, wer sie war - ein Kind Gottes - und wer sie sein wollte

– eine gute Mutter und eine Frau Gottes. Sie war endlich in der Lage, Gott so sehr zu vertrauen, daß sie die Kontrolle über ihre Zukunft in seine Hand legte. Und als diese Dinge anfingen, in ihrem Leben zu geschehen, reifte sie zu einer viel verständigeren, selbstloseren Persönlichkeit heran. Die Frau, die in meiner Krankheit mit mir betete und mich umsorgte, die sich kreative Möglichkeiten der Hilfe ausdachte und ihre Leute zusammentrommelte, um ihre Eltern zu unterstützen, war einfach nicht dieselbe, die aus ihrer unglücklichen Ehe geflohen war. Selbst durch die qualvollen Erfahrungen ihrer Scheidung und deren Folgen wurde sie auf das vorbereitet, was kommen sollte.

Doch auch mir diente dieses furchtbare Ereignis, das unser Leben quasi auf den Kopf stellte, zur Vorbereitung. Der Herr benutzte meine Gebetszeiten für Jenny, in denen ich Bibelverse über ihr aussprach, dazu, meine eigene Geduld, mein Vertrauen, mein Durchhaltevermögen, mein Verständnis der Souveränität Gottes und meine Bereitschaft, ihm zu gehorchen, zu stärken. Drei Jahre lang ging ich regelmäßig am Kanal in der Nähe unseres Hauses entlang und betete, daß sich Jennys Situation verändern möge. Doch was statt dessen passierte, war, daß *ich* mich veränderte. In diesen drei Jahren wurde ich langsam immer mehr bereit, auf Gott zu hören, ihm die Kontrolle für das, was in unserem Leben geschah, zu überlassen und ihm bezüglich des Ergebnisses zu vertrauen, anstatt ihm vorzuschreiben, wie und wann es zu geschehen habe. Wie sehr sollte ich diese Haltung des Vertrauens in den kommenden Jahren brauchen, als meine Diagnose sich ständig veränderte, die Ärzte sich oft keinen Rat mehr wußten und alle unsere Gebete für Heilung umsonst zu sein schienen.

Ich glaube wirklich, daß Gott die Umstände von Jennys Scheidung dazu benutzt hat, Jenny, Bob und mich vorzubereiten, damit wir die mit meiner Krankheit verbundenen Umstände verkraften konnten. Bitte, verstehen Sie mich nicht falsch: Ich sage nicht, daß diese Scheidung sein *mußte* oder daß es gut war, daß unsere Tochter ihren Mann verließ. Ich würde niemals behaupten, es sei Gottes Plan gewesen, unsere Familie durch den Schmerz dieser Scheidung hindurchgehen zu lassen, nur um uns auf den Schmerz meiner Krebskrankheit vorzubereiten!

Gott ist souverän. Er weiß schon am Anfang, wie das Ende sein wird. Aber er läßt uns auch die Freiheit, nein zu sagen zu seinem Willen, und diese Freiheit bringt uns oft in große Schwierigkeiten. Wir versagen. Wir rebellieren. Und dadurch fügen wir uns selbst und anderen oft großes Herzeleid zu.

Aber Gott ist auch ein wunderbarer, kreativer und rettender Gott, der selbst das Rohmaterial dessen, was wir vermurkst haben – zusammen mit unserer Bereitschaft, Buße zu tun und zu ihm zurückzukommen –, dazu benutzt, für uns zu sorgen. Wie eine Mutter, die ihrem Kind das Stricken beibringt, so nimmt er unsere fallengelassenen Maschen auf, holt sie zurück auf die Nadel und schafft es tatsächlich, unsere Fehler mit in das wunderschöne Gefüge des Ganzen einzuarbeiten. Und während er das tut, bereitet er uns gleichzeitig auf zukünftige Projekte vor.

Oft geschieht die göttliche Versorgung natürlich auch auf direkterem Weg. Gott benutzt nicht nur unsere Erfahrungen, um uns für eine Krise vorzubereiten, sondern sendet uns Manna inmitten unserer Not. Wenn ich auf die Jahre meiner Krebskrankheit zurückschaue, sehe ich sehr viele Beispiele für Gottes direktes Versorgen, das genau in der richtigen Form und im richtigen Moment kam.

Wenn ich z. B. daran denke, daß Bob in den vier Jahren, in denen ich Krebs hatte, nicht ein einziges Mal krank war, kann ich wirklich nur staunen. Dabei ist mein Mann nie ein Muster von guter Gesundheit gewesen. Ich (die Gesundheitsfanatikerin) habe ihn oft ausgeschimpft, weil er das Falsche aß, zu wenig Bewegung hatte und zu schnell die Geduld verlor. Die letzten Jahre haben ihn gewaltig unter Druck gesetzt, und das jeden Tag neu. Dennoch hat Bob, seit ich krank wurde, nicht einmal eine Erkältung gehabt, die er an mich hätte weitergeben können. Er hat nie eine Grippe bekommen, die ihn von seinen Haushaltspflichten abhielt (obwohl ich mir vorstellen könnte, daß er sich manchmal *irgend etwas* gewünscht hat, was dazu geführt hätte!). Wie liebevoll und erstaunlich hat Gott durch Bobs anhaltend gute Gesundheit für uns gesorgt!

Ein weiteres Beispiel für das unmittelbare Versorgen Gottes war, daß wir unser neues Haus in Newport Beach bekamen. Wie groß ist wohl die Wahrscheinlichkeit, daß bei einem unglaublich knappen Immobilienangebot, in einer Gegend, wo die meisten Häuser zu groß, zu klein, ungünstig geschnitten oder ganz einfach zu teuer waren, das perfekte Haus zur genau richtigen Zeit und zu einem Preis, der für uns erschwinglich war, bereitstand - noch bevor wir unser Haus in Riverside verkauft hatten? Das Haus ist eingeschossig, es hat also keine Treppen, die ein Problem für Bobs knackende Kniegelenke oder meinen immer noch schwachen Gesundheitszustand darstellen könnten. Es gibt ein separates Gästezimmer, wo Freunde und Enkelkinder zu Besuch kommen können oder mein Lektor in Ruhe arbeiten kann. Und das Meer, für mich von jeher eine Quelle der Ruhe und Inspiration, ist nur ein paar Straßen entfernt.

Selbst Kleinigkeiten benutzte der Herr, um uns während meiner Krebserkrankung ganz unmittelbar zu versorgen. Eine Freundin kam gerade an dem Abend mit einem großen Topf Suppe vorbei, als Bob zu erschöpft war, um für uns zu kochen. Mein Lieblingsbett war frei, als ich zur Chemobehandlung ins Krankenhaus kam. Ein Vogel direkt vor meinem Fenster munterte mich mit seinem Gesang auf, als ich so schwach war, daß ich kaum den Kopf heben konnte.

In der Tat, Gott sorgt für uns. Das ist das Wichtigste, was wir im Sinn behalten müssen, wenn wir daran denken, was wir jetzt und in der Zukunft brauchen. Wir können uns auf unseren himmlischen Vater verlassen, daß er seine Absichten in unserem Leben und in unserer Welt ausführen wird. Er wird unsere Gewohnheiten benutzen, um uns nahe bei sich zu halten. Er wird uns durch unsere Erfahrungen für das vorbereiten, was wir brauchen. Er wird uns jeden Tag Manna vom Himmel senden, um uns durchzubringen. Er ist die Quelle alles Guten in unserem Leben und wird es immer sein.

Das heißt nicht, daß wir nicht planen, organisieren und instand halten sollen - daß wir nicht alles tun sollen, um unser Leben zu managen und uns für die Zukunft vorzubereiten. In der Tat, eine der tiefgreifendsten Lektionen, die meine Krankheit mich gelehrt hat, ist die, daß es wichtig ist, all dies *jetzt* zu tun, anstatt auf bessere Zeiten zu warten. Die Zeit ist kurz, und wir wissen nicht, was uns morgen begegnen wird. Deshalb ist es so wichtig, nicht bis morgen zu warten, um die Fotos ins Album zu kleben, die Versicherungsunterlagen abzuheften, die Freundin anzurufen oder stille Zeit zu halten. Tun Sie es jetzt! Oder noch besser: Fangen Sie heute damit an und nehmen sich dann 15 Minuten täglich Zeit dafür!

Trotzdem ist nicht alles verloren, wenn Sie es nicht schaffen – wenn Sie nicht dazu kommen, die Fotos einzukleben, wenn Sie die Versicherungsunterlagen in eine Schublade stopfen – sogar, wenn Sie die stille Zeit auf morgen verschieben. Gott ist ein gnädiger Gott, und sein Versorgen hängt nicht davon ab, ob wir alle unsere Sachen in Ordnung haben oder nicht! Wenn Sie sich auf ihn verlassen, wird er Sie auf die eine oder andere Weise dahin bringen, wo er Sie haben will.

Dies bringt uns wieder zu dem Paradox zurück – daß wir bei allem Planen, Organisieren und Instandhalten trotzdem auf den Herrn harren, von ihm abhängig bleiben, unsere Zukunftsangst ablegen und unsere Augen für Versorgungswunder offenhalten müssen. Also, wie machen wir das, daß wir in täglicher Abhängigkeit von unserem himmlischen Vater leben, aber gleichzeitig wachsam sind und uns vorbereiten?

Ich denke, wir tun es, indem wir unsere Vorratskammern in erster Linie mit Dingen füllen, die Motte und Rost nicht verderben können. Nicht nur mit Zucker und Konserven, sondern mit Vertrauen, Dankbarkeit und Gehorsam. Nicht nur mit Tee- und Kaffeepackungen, sondern mit Gewohnheiten des Mutes und der Selbstdisziplin. Nicht nur mit Gewürzen, Mehl und Kartoffeln, sondern mit sorgfältig gepflegten Beziehungen sowohl mit anderen Menschen als auch mit unserem himmlischen Vater.

In der Zwischenzeit gibt es keinen Grund, unsere häuslichen Vorratskammern nicht zu füllen, unsere Staubwedel nicht zu benutzen oder nicht mit unseren Freundinnen Tee zu trinken. Ganz im Gegenteil, würde ich sagen. Treffen Sie alle nur möglichen Vorkehrungen für Ihr Leben – aber denken Sie daran, daß alles einem bestimmten Zweck dienen muß. Legen Sie ruhig einen Lebensmittelvorrat an, um sicherzugehen, daß Sie genug im Haus haben, um ganz spontan Engel beherbergen zu können – und knausern Sie dann auch nicht mit den Einladungen. Gebrauchen Sie Ihren Staubwedel regelmäßig, damit Ihr Heim ein Zufluchtsort für Ihre Lieben ist und dort eine Atmosphäre heiliger

Gastfreundschaft herrscht, in der Fremde sich willkommen fühlen.

Solche ganz alltäglichen Dinge gehen Hand in Hand mit den biblischen Prinzipien, bereit zu sein für alles, was der Herr in unser Leben hineinschickt, die Zeit, die er uns schenkt, voll auszunützen und im Hinblick auf die tägliche Versorgung von ihm abhängig zu bleiben. Wenn wir dies mit der richtigen Motivation tun, wird es tatsächlich zu einer Möglichkeit, uns Schätze im Himmel zu sammeln – unsere physischen, psychischen und geistlichen Vorratskammern mit Glauben, Hoffnung, Liebe und der ununterbrochenen Gegenwart des Herrn zu füllen, der wirklich für uns sorgt.

LIEBER FREUND IN CHRISTUS,

wenn Sie bis jetzt noch keine Schwierigkeiten oder Zeiten der Krise in Ihrem Leben hatten, holen Sie einmal tief Luft - sie werden kommen. Die gute Nachricht dabei ist, daß Gott für Sie sorgen wird, wenn es nötig ist; darauf können Sie sich absolut verlassen. Häufig benutzt Gott unsere Erfahrungen und unsere Persönlichkeit als Rohmaterial für sein Versorgen, und nur sehr wenig von dem, was Sie tun, um vorbereitet zu sein, ist umsonst. Aus eigener Erfahrung mit meinem Kampf gegen den Krebs hier ein paar Vorschläge, wie Sie planen, organisieren und instand halten können, um die Versorgung Gottes besser zu nutzen.

- Nehmen Sie sich Zeit, um die »Vorratskammern Ihres Lebens« in Ordnung zu bringen, um zu wissen, was Sie in Ihrem Haus und in Ihrem Leben haben. Legen Sie einen Vorrat an, auf den Sie leicht zurückgreifen können, und schmeißen Sie überflüssiges »Zeug«, das nur im Weg ist, fort.

- Planen Sie einige grundlegende Dinge für einen etwaigen Krankheits- oder Katastrophenfall. Haben Sie Ihr Testament gemacht oder einen letzten Willen zu Papier gebracht? Wie sieht es mit Ihren Versicherungsunterlagen aus? Weiß jemand außer Ihnen, wie er an die notwendigen Informationen kommt?

- Kümmern Sie sich um Ihre Beziehungen - Sie brauchen sie jetzt, aber später vielleicht noch dringender. Achten Sie besonders auf die tägliche Beziehungspflege (Kartengrüße, Telefonanrufe) und schließen Sie Frieden mit denen, mit denen Sie Streit hatten.

- Legen Sie einen Vorrat an positiven Gewohnheiten und Einstellungen an. Versuchen Sie, Aufgaben unverzüglich anzupacken und sich Problemen zu stellen, anstatt ihnen auszuweichen. Lernen Sie, Bitterkeit loszulassen - irgendwann werden Sie diese Fähigkeit brauchen, um zu überleben. Lernen Sie, mit Schwierigkeiten umzugehen, auch wenn Sie Angst davor haben.

- Mit Gott im Gespräch zu bleiben, sollte bei Ihnen oberste Priorität haben. Verbringen Sie täglich Zeit mit ihm, selbst wenn Sie nur eine verlängerte Toilettenpause erübrigen können! Bekennen Sie ihm regelmäßig Ihre Verfehlungen und nehmen Sie seine Vergebung an. Üben Sie sich im Vertrauen zu seiner Versorgung und im Gehorsam ihm gegenüber. Je williger Sie der Stimme des Herrn folgen, um so leichter wird es für Sie sein, sie zu hören.
- Schreiben Sie Ihre Erinnerungen an das, was Gott in der Vergangenheit für Sie getan und wie er Ihre Gebete erhört hat, nieder. Sie können dazu ein Heft oder den Computer benutzen, wichtig ist nur, daß Sie Ihre Notizen leicht wiederfinden können. Sie werden erstaunt sein, wie ermutigend solch ein »geistlicher Speicherchip« sein kann.

Natürlich brauchen Sie nicht alles an einem Tag zu erledigen, aber schieben Sie es nicht vor sich her! Sie wissen ja nicht, was der morgige Tag bringen wird. Aber Sie wissen, wer den morgigen Tag in seiner Hand hält. Solange Sie in Gottes Nähe bleiben, wird Ihr Vorratsschrank niemals leer sein.

Ich wünsche Ihnen Gottes reiches Versorgen!

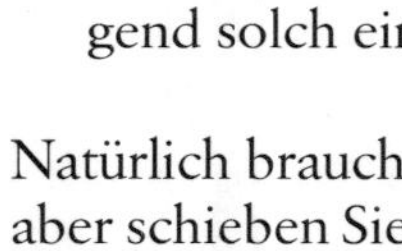

GOTTES GESCHENK DER WAHRHEIT IN ZEITEN DER NOT

- Gemäß Gottes Ordnung ist nichts, was Ihnen widerfährt, jemals umsonst.
- Planen, Organisieren und Instandhalten können dazu beitragen, schwierige Zeiten zu erleichtern.
- Beziehungen - mit Gott und mit anderen Menschen - sind die wertvollsten Schätze, die Sie in Ihrem Leben sammeln können.
- Die Zeit ist kurz. Schieben Sie Dinge, von denen Sie wissen, daß Sie sie tun sollen, nicht auf.
- Gott kann selbst Ihre negativen Erfahrungen für seine guten Absichten benutzen.
- Machen Sie sich keine Sorgen! Wenn Sie in Not sind und Gott Ihre leeren Hände entgegenstrecken, wird er Sie nicht enttäuschen - selbst wenn Sie es versäumt haben, rechtzeitig Vorbereitungen zu treffen.

KAPITEL DREI

Eine Stütze zum Anlehnen in endlosen Krankheitsstunden

Bis wann, Herr? Willst du mich vergessen immerdar? Bis wann willst du dein Angesicht vor mir verbergen? Bis wann soll ich Sorgen hegen in meiner Seele, Kummer in meinem Herzen jeden Tag? ... Ich aber, ich habe auf deine Gnade vertraut; mein Herz soll frohlocken über deine Rettung. Ich will dem Herrn singen, denn er hat wohlgetan an mir.

Psalm 13,2-3, 6

Ich hoffe auf den Herrn, meine Seele hofft, und auf sein Wort harre ich. Meine Seele harrt auf den Herrn, mehr als die Wächter auf den Morgen, die Wächter auf den Morgen.

Psalm 130,5-6

Und darum wird der Herr darauf warten, euch gnädig zu sein, und darum wird er sich erheben, sich über euch zu erbarmen. Denn ein Gott des Rechts ist der Herr. Glücklich alle, die auf ihn harren.

Jesaja 30,18

3

Eine Stütze zum Anlehnen in endlosen Krankheitsstunden

Lektionen, die ich, wenn auch widerwillig, durch viel Warten und Schmerz gelernt habe

Ich wußte zwar, daß der Krebs eine schwierige Erfahrung sein würde. Doch ich war nicht darauf vorbereitet, um was für eine *langweilige* Erfahrung es sich dabei handeln würde!

Ich las einmal, beim Filmemachen gehe es um kurze Augenblicke höchster Dramatik mit langen Sequenzen totaler Langeweile dazwischen. Jeder, der eine Krebsbehandlung hinter sich hat, weiß, daß diese Beschreibung auch auf uns zutrifft.

Da gibt es die wenigen hochdramatischen Augenblicke – wenn man zum ersten Mal die Diagnose »Krebs« hört, wenn die Untersuchungsergebnisse besonders gut oder besonders schlecht ausgefallen sind, wenn man eine negative Reaktion auf ein bestimmtes Medikament oder einen Durchbruch bei der Behandlung erlebt. Dazwischen jedoch verbringt man die meiste Zeit damit, in irgendwelchen Wartezimmern zu sitzen, auf irgendwelchen Ruhesesseln zu liegen, während über Infusionen Chemikalien in den Körper gepumpt werden, oder einfach zu Hause auf der Couch zu liegen und darauf zu warten, daß die Kräfte wiederkehren. Manchmal kann man seine Augen nicht richtig fokussieren oder sich nicht konzentrieren, so daß man nicht imstande ist zu lesen, und sogar das Fernsehen kann zu anstrengend sein. Manchmal hat man wunde Stellen im Mund, und das Essen schmeckt scheußlich, so daß man kaum sprechen oder essen kann. Vielleicht ist auch das Immunsystem geschwächt, so daß man sich nicht unter Menschen traut, aus Furcht, sich anzustecken. So kommt zu allem Elend die Tatsache hinzu, daß man sehr oft einfach mit Langeweile und Frustration zu kämpfen hat.

Für pflegende Angehörige können die Langeweile und Frustration des Wartens aber noch schwerer zu ertragen sein. Für die Dauer meiner Krankheit befand sich mein Bob, der von Natur aus ein sehr aktiver, geselliger Mensch ist, praktisch unter Hausarrest. Wie sehnte er sich danach, auswärts essen zu gehen, einen Kinofilm anzusehen, Zeit mit Freunden zu verbringen oder einfach mal einen ausgedehnten Stadtbummel zu machen. Statt dessen saß er die meiste Zeit an meinem Bett oder werkelte im Haus herum, während ich schlief. Und natürlich fuhr er mich zu den erwähnten Wartezimmern und leistete mir dort beim Warten Gesellschaft.

Für uns beide war das endlose Warten eine der schwierigsten Seiten meiner Krebsjahre. Das ist eigentlich nicht verwunderlich, gehört doch das Warten mit zum Schwersten, was jeder von uns in seinem Leben durchmacht. Warten ist ein unvermeidbarer Teil des Menschseins und gehört untrennbar zum Christsein dazu. Kein Wunder, daß so viele Bibelstellen vom Ausharren und von der Geduld handeln. Wir brauchen diese Eigenschaften, weil wir von Kind auf, so scheint es, *permanent* auf irgend etwas warten –

- daß die Schule aus ist
- auf das Abendessen
- endlich »groß« zu sein
- keinen Hausarrest mehr zu haben
- selber Auto fahren und zur Wahl gehen zu dürfen
- mit der Schule fertig zu werden und eine Arbeitsstelle zu bekommen
- den richtigen Ehepartner zu finden
- auf die Ankunft des Babys
- auf die nächste Beförderung
- daß der Kredit bewilligt wird

- daß Versprechen eingehalten werden
- auf die Erhörung unserer Gebete …

Wenn alles gut läuft, warten wir darauf, daß es noch besser wird. Wenn es uns schlecht geht, warten wir darauf, daß die Situation sich verbessert. Auf das Gute warten wir mit Vorfreude und gespannter Erwartung, auf das Schlechte mit großer Furcht. Und wenn wir krank sind oder sonst eine Not haben, kann das Warten schier unerträglich werden. Wir sitzen im Wartezimmer beim Arzt, beim Rechtsanwalt oder beim Steuerberater, oder wir wälzen uns nachts schlaflos im Bett hin und her. Warten auf die Diagnose. Auf eine Lösung des Problems. Darauf, daß endlich alles vorbei ist, daß die Schmerzen wenigstens ein klein wenig nachlassen. Auf den Morgen. Manchmal aber auch nur darauf, daß Gott unserem Leiden ein Ende bereitet und uns zu sich holt.

Jesus hat gesagt, daß wir in dieser Welt Drangsal bzw. Not haben würden.

Was er nicht explizite dazugesagt hat, wir aber aus Erfahrung wissen, ist, daß mit der Not sehr oft lange Wartezeiten verbunden sind!

Die Schwierigkeit ist dabei natürlich, daß die meisten von uns überhaupt nicht gern warten. Ich nicht und Bob schon gar nicht. Wir sind beide unser Leben lang ausgesprochen aktiv und ständig beschäftigt gewesen. Es hat uns Freude bereitet, unser Geschäft zu führen, Pläne zu schmieden und immer *irgend etwas* zu tun zu haben. Daß wir auf einmal vor der Situation standen, nichts anderes tun zu können als zu warten, war manchmal frustrierend, manchmal deprimierend, manchmal auch schlichtweg unerträglich.

Warum ist Warten so schwer? Manchmal deshalb, weil wir uns so sehr nach dem Ergebnis sehnen. Wir möchten, daß die Blumen endlich blühen, das Baby endlich da ist oder unsere aus tiefstem Herzen kommenden Gebete endlich erhört werden – und zwar positiv! Wir gleichen einem Kind, das seinen Geburtstag kaum erwarten kann. Unser Herz hüpft vor Spannung auf und ab, und wir halten es fast nicht mehr aus. Wir möchten, daß die Schmerzen aufhören, die Probleme verschwinden, und wir spüren es quasi auf der Zunge, wie wunderbar das Leben sein wird, wenn dies endlich passiert.

Warten kann aber auch schwer sein, wenn wir uns vor dem, worauf wir warten, fürchten - die erwartete Kündigung, die Steuerprüfung oder das Ergebnis der Biopsie. Dann fühlen wir uns wie ein Kind, das eine kostbare Vase auf den Boden geworfen hat und nun ängstlich darauf wartet, bestraft zu werden - wobei nicht ganz klar ist, was schlimmer ist: das Warten oder das, was danach kommt.

Wenn das Warten sehr lange dauert, kann es besonders schwierig werden, weil sich dann leicht ein Gefühl der Verlassenheit bei uns einstellt. Wider besseres Wissen fühlen wir uns im Stich gelassen und ungeliebt. Wenn wir gebetet und gewartet und wieder gebetet haben, aber immer noch auf Antwort warten, können wir leicht dem Gefühl nachgeben, Gott kümmere sich nicht um uns, er habe uns unserem Schicksal überlassen, und das Warten werde nie ein Ende haben.

Doch ich denke, der tiefste Grund dafür, daß uns das Warten so schwer fällt, ist der, daß es uns die Illusion nimmt, wir hätten die Dinge in der Hand. Es unterbricht unsere Pläne und Programme und versetzt unserem Gefühl, wir könnten unser Leben nach eigenem Gutdünken meistern, einen schmerzhaften Stich. Unser Inneres lehnt sich gegen diesen deutlichen Wink auf, daß unsere Zeit gar nicht uns selbst gehört und vieles von dem, was passiert, außerhalb unserer Macht steht.

Um die Sache noch schlimmer zu machen, bringt das Warten auch unser Gefühl dafür, was wir tun können und was nicht, völlig durcheinander. Wenn wir uns in Wartestellung befinden, wissen wir nicht, wie wir planen sollen. Wir sträuben uns dagegen, etwas Neues zu beginnen, weil wir ja nicht wissen, ob wir es überhaupt zu Ende bringen können. Haben wir uns aber doch durchgerungen, eine Sache in Angriff zu nehmen, dann fällt es uns schwer, uns richtig darauf zu konzentrieren, weil wir ja nie wissen, wann das Telefon klingelt oder wann unser Name aufgerufen wird oder wann die Symptome erneut auftreten.

Wie gesagt, ich mag Warten überhaupt nicht. Und auch nach etlichen Jahren der Praxis mag ich es heute nicht viel lieber als früher, obwohl die Zeit des Wartens ja noch längst nicht vorbei ist. (Für jeden, der den Krebs überlebt hat, gehören regelmäßige Kontrolluntersuchungen ganz einfach zum Leben.) Trotzdem habe ich festgestellt, daß die frustrierenden, oft schmerzhaften Wartezeiten auch ihr Gutes haben. Ja, je älter ich werde und je mehr ich Gottes Wirken in unserer Welt sehe, um so deutlicher erkenne ich die Absichten Gottes bei einem Großteil des Wartens. Unser souveräner Herr weiß tatsächlich von Anfang an, wie das Ende sein wird, und sein Zeitplan ist perfekt. Mir gefällt das alte Evangeliumslied, in dem es heißt: »Vielleicht kommt er nicht dann, wenn du es möchtest, aber er kommt immer zur rechten Zeit!«

Wie kann all das frustrierende Warten Gottes Absichten dienen?

Zum einen kann es bewirken, daß wir bereit werden für das, was als nächstes kommt. Warten regt unser Verlangen nach dem Ende dieser Zeit an, wenn wir endlich sehen, wie sich Gottes Verheißungen erfüllen. Manchmal ist unsere Bereitschaft so groß, daß wir einfach alles tun würden - auch wenn es unangenehm oder furchterregend ist -, nur um das leidige Warten zu beenden!

Wenn Sie schon einmal schwanger gewesen sind, wissen Sie sicher, wovon ich rede. Ich hörte einmal jemanden sagen, daß Gott uns die letzten Wochen der Schwangerschaft schenkt, um uns die Geburtswehen der Mühe wert erscheinen zu lassen! Eine Frau kurz vor der Niederkunft kann es einfach nicht mehr erwarten, endlich ihr Baby in den Armen zu halten, und sie ist die Beschwerden der Schwangerschaft so leid, daß sie bereit ist, buchstäblich alles zu tun, um sie zu beenden. Diese Art Anreiz, aus dem Warten heraus geboren, kann genau das sein, was wir brauchen, um unseren angeborenen Widerstand gegen jede Art von Veränderung zu überwinden und auf das einzugehen, was Gott als nächstes in unserem Leben tun möchte.

Ein Zweites, was das Warten bewirken kann: Es kann uns vom kindischen Gehabe frei machen und zur Reife führen. Das Warten ist nämlich eine der ganz wichtigen Lektionen, die Kinder lernen müssen, wenn sie zu reifen Erwachsenen werden wollen. Anstatt zu schreien, um so ihren Willen - und zwar sofort - durchzusetzen, lernen sie zu warten, bis sie an der Reihe sind, oder sich dem

Urteil ihrer Eltern zu fügen. Sie lernen, daß es eine Zeit fürs Mittagessen, eine Zeit für den kleinen Imbiß zwischendurch, eine Zeit zum Spielen und eine Zeit zum Schlafengehen gibt. Sie lernen, heute auf etwas Gutes zu verzichten - zugunsten von etwas noch Besserem an einem anderen Tag.

Zugegeben, nicht jedes Kind lernt diese Lektionen richtig. Auch die meisten Erwachsenen haben immer noch mit den gleichen Dingen in abgewandelter Form zu kämpfen. Aber genau darauf will ich hinaus. Auch als Erwachsene will Gott uns zu noch größerer Reife führen, und ich glaube, daß er unsere Zeiten des Wartens als Teil dieses Prozesses benutzt. Während wir warten, wird der Herr uns, falls wir es zulassen, stärker, weiser, geduldiger und ausdauernder machen. Kurz gesagt, reifer, damit wir besser in Gottes Reich hineinpassen.

Ein Weiteres, was das Warten bewirken kann, falls wir dies zulassen, ist, uns unsere Begrenzungen aufzuzeigen und unsere Perspektive zurechtzurücken. Es erinnert uns daran, wer wir sind und wer Gott ist, und es hilft uns, unsere Situation klarer einzuschätzen.

In meinen persönlichen Wartezeiten habe ich gemerkt, wie meine Prioritäten sich verschieben. Kleine Dinge, die mir früher unbedeutend vorkamen, spielen plötzlich eine große Rolle, während Dinge, die ich bis jetzt für entscheidend gehalten habe, auf einmal gar nicht mehr so wichtig sind. Ich stelle fest, daß ich mich auf den Augenblick konzentriere, auf das, was ich tun kann, um das Leben für mich selbst und für andere besser zu machen, und es Gott überlasse, sich um das große Ganze zu kümmern. Mein Leben ist einfacher geworden, nicht weil ich es so wollte, sondern weil Gott es will. Ich habe ein besseres Gespür dafür, was wichtig ist und was nicht - was unbedingt sofort erledigt werden muß und was warten kann.

Doch vor allem gibt mir das Warten die Möglichkeit, Gott näherzukommen und die Dinge aus seiner Sicht zu sehen. Ich glaube, eines der grundlegendsten, absolut wichtigen Dinge, die das Warten bewirken kann, ist, daß es uns in die Arme unseres himmlischen Vaters treibt. Manchmal, wenn das Warten unerträglich wird, können wir nichts anderes mehr tun, als in seine ausgebreiteten Arme zu laufen und uns einfach dort hineinzukuscheln. Das hat beileibe nichts mit Aufgeben zu tun! Im Gegenteil, es ist die beste Art, um weiterzumachen! Ich habe es gelernt, viele Stunden des Wartens - besonders, wenn ich weder lesen noch essen oder sprechen, ja, mich kaum bewegen konnte - in der Gegenwart Gottes zu verbringen, einfach dazusein, seine Nähe und Liebe zu verspüren, mich an ihn zu lehnen und ihm zu vertrauen, daß er es gut mit mir macht.

In der Zwischenzeit war Gott natürlich hinter den Kulissen an der Arbeit, und damit komme ich zu einem weiteren Zweck, den unser Warten hat: notwendige Ereignisse sich entwickeln und ausreifen zu lassen, die uns zum richtigen Ergebnis bringen. Gott hat immer das vollständige Bild im Blick, und ich glaube, oft besteht sein oberstes Ziel mit unserem Warten darin, die Fäden unserer Umstände so ineinander zu weben, wie es für uns und zur Förderung seines Reiches am besten ist.

Dies geschah wieder und wieder in den Jahren meiner Krankheit, obwohl wir es im allgemeinen nicht sofort erkennen konnten. Während wir beispielsweise lange Zeit auf die richtige Diagnose warteten und danach weiter warteten, daß Chemotherapie, Bestrahlungen und Antibiotika bei mir anschlugen, machte die medizinische Forschung rapide Fortschritte in der Erkundung meiner speziellen Krebsart und den entsprechenden Behandlungsmöglichkeiten. Die wissenschaftlichen Erkenntnisse in bezug auf das MALT-Zellen-Lymphom gingen sogar schneller voran als meine Krankheit! Und zur gleichen Zeit war Gott im Herzen von Dan Rapoi an der Arbeit, indem er ihn veranlaßte, sich als Knochenmarkspender testen zu lassen. Von allen meinen Blutsverwandten, Freunden und Bekannten und von allen anderen potentiellen Spendern in Datenbanken rund um die Welt stellte sich Dan als der einzige heraus, der perfekt zu mir paßte. Er war genau dann zur Stelle, als ich ihn brauchte, ließ die keinesfalls angenehme Prozedur bereitwillig über sich ergehen und rettete mir dadurch im Grunde genommen das Leben.

Als Bob und ich dann in Seattle darauf warteten, daß die Transplantation Wirkung zeigte, und wir vor der Entscheidung standen, unser Haus in Riverside zu verkaufen, war Gott wiederum an der Arbeit, uns das perfekte Haus in Newport Beach zu vermitteln. Wir hatten uns mit einer Immobilienmaklerin in

Verbindung gesetzt, einfach um zu sehen, was es auf dem Markt gab, und sie rief uns eines Tages an und sagte: »Ich habe Ihr Haus gefunden. Es ist genau so, wie Sie es sich vorstellen, aber Sie müssen noch heute ein Gebot abgeben, denn morgen ist es garantiert weg.« Bob hatte die Zeit des Wartens dazu benutzt, unsere geschäftlichen Angelegenheiten zu regeln, und wir konnten tatsächlich noch am gleichen Tag ein Gebot abgeben. Daß ich alle Kräfte auf meine Heilung konzentrieren konnte, anstatt nach einem Haus suchen zu müssen, war ein echtes Geschenk und ein weiterer Beweis für Gottes wunderbares Timing.

Wieder und wieder habe ich es erlebt, daß Zeiten des Wartens den Zielen Gottes dienen mußten - sei es, daß er mich etwas lehren, mich im Glauben stärken oder mir eine Wahrheit klarmachen wollte. Trotzdem ist es wichtig zu erkennen, daß dies beim Warten nicht *automatisch* geschieht.

Wenn wir es zulassen, kann Warten uns auch bitter und zornig machen. Es kann dazu führen, daß wir die Dinge selber in die Hand nehmen und damit alles vermasseln oder daß wir einfach die Flinte ins Korn werfen. Wie auf so vielen Gebieten unseres Lebens, überläßt Gott es uns auch beim Warten, wie wir auf die Umstände reagieren. Ob wir dadurch stärker oder einfach müde werden, hängt zum großen Teil von unserer Bereitschaft ab, positiv zu warten, was hauptsächlich bedeutet, daß wir uns eng an Gott anlehnen in dem Vertrauen, daß er durch das Warten sein Werk an uns tut.

Doch das ist, wie wir gesehen haben, gar nicht so einfach. Wie können wir uns eine positive Einstellung bewahren, wenn unsere Fingerspitzen wund sind vom Däumchendrehen und wir uns unwillkürlich fragen, ob das Warten wohl jemals ein Ende nehmen wird?

Für mich ist es eine große Hilfe gewesen, mich daran zu erinnern, worauf ich *eigentlich* warte - nämlich darauf, daß Gott sein Werk in meinem Leben tut. Dabei spielt es keine Rolle, ob man auf sein Baby oder eine neue Arbeitsstelle wartet, auf Heilung von Krankheit oder Verminderung von Leid, ob der Ehemann zur Vernunft oder ein verlorenes Kind zurück nach Hause kommen soll. Als Menschen können wir nicht vorherbestimmen, wie unser

Warten ausgehen wird, und wenn wir uns das vor Augen halten, können wir uns eine Menge Enttäuschung ersparen.

Ich habe festgestellt, daß die einzige Hoffnung im Leben, die wir getrost aufgeben können, die Hoffnung ist, der Herr zu sein und unseren Willen durchzusetzen. Doch genau das zu begreifen, fällt den meisten von uns so überaus schwer. Wir finden es vollkommen in Ordnung, dem Herrn des Universums zu sagen, daß er gefälligst auf uns warten soll - wir werden auf seine Vorstellungen eingehen, wenn wir etwas mehr Zeit haben. Doch wenn wir gezwungen sind, auf den Herrn zu warten, ärgern wir uns. Ist das nicht eine verkehrte Welt? Was bilden wir uns eigentlich ein?

Ein weiterer Schlüssel für positives Warten liegt nach meiner Erfahrung darin, weiter am normalen Leben teilzunehmen, während wir warten. Das ist gar nicht so einfach. Wenn man darauf wartet, daß etwas geschieht, konzentrieren sich die Gedanken auf das mögliche Ergebnis, und das macht einen unruhig. Es ist schwer, sich um ganz alltägliche Dinge zu kümmern, wenn man mit einem halben Ohr immer darauf wartet, daß das Telefon klingelt. Trotzdem müssen die Rechnungen weiterhin bezahlt werden. Es sind Kinder da, die in den Arm genommen werden wollen oder zur Schule gebracht werden müssen. Man kann die Küche saubermachen, Bewerbungen wegschicken oder im Garten Unkraut jäten. Das Leben steht nicht still, nur weil ein Teil von uns in Warteposition ist. Man weiß ja nie, wie lange das Warten dauern wird, und so ist es nur vernünftig, sich um seine Angelegenheiten zu kümmern, so gut man kann, und im übrigen darauf zu vertrauen, daß Gott das tun wird, wozu man selber nicht in der Lage ist.

Ich habe festgestellt, daß es unter solchen Umständen eine Hilfe ist, in kleinen Abschnitten zu denken. Was morgen sein wird, liegt nicht in meiner Hand, aber ich kann durchaus entscheiden, was ich in den nächsten zehn Minuten tun werde. Was will ich in diesem Moment mit meinem Leben machen? Ist es etwas, was zählt?

Inmitten unserer Wartezeiten hat Gott oft eine ganz spezielle Aufgabe für uns - etwas, was wir niemals tun würden, wenn wir nicht aus unserem regelmäßigen Tagesablauf herausgerissen worden wären. Selbst im Wartezimmer einer Arztpraxis kann man etwas wesentlich Produktiveres tun als eine Zeitschrift lesen, die schon ein Jahr alt ist. Man kann eine Lanze fürs Leben brechen, indem man Babydecken für die Neugeborenenstation eines Krankenhauses strickt oder Mützen für ein Obdachlosenheim am Ort häkelt. Man kann seine Seele erbauen oder seine trübe Stimmung aufhellen, indem man in der Bibel liest. Man kann es so machen wie Bob und eine Tageslosung auf eine große Karteikarte schreiben. Oder man kann Spannungen abbauen, indem man die anderen Wartenden anlächelt oder sich mit einem Kind, das Langeweile hat, beschäftigt.

Auch wenn das Warten bei Ihnen länger dauert, können Sie dennoch eine Menge tun. Vielleicht haben Sie aufgrund der gegenwärtigen Umstände mehr Zeit als sonst, um zu beten und auf Gott zu hören. Bitten Sie den Herrn, Ihnen zu zeigen, welche Aufgabe er für Sie hat, während Sie warten. Bitten Sie ihn, Ihnen etwas von dem Sinn und den Möglichkeiten zu zeigen, die in Ihrem Leid liegen – wobei mir natürlich bewußt ist, daß Sie das gesamte Bild wahrscheinlich erst erkennen werden, nachdem alles vorbei ist.

So waren Bob und ich erstaunt darüber, wie Gott uns in den langen, träge dahinfließenden Tagen, in denen ich mich den verschiedenen Behandlungen unterzog, und den ebenso langen Genesungszeiten benutzte. Immer wieder stellte er uns Menschen in den Weg, die es nötig hatten, daß sich jemand für sie interessierte, ihnen zuhörte, ihnen Anteilnahme entgegenbrachte oder ihnen die gute Nachricht von Jesus Christus weitergab. Wir trafen sie im Krankenhaus, in der Krebsklinik, in den Shuttlebussen und im Foyer des Hotels. Und wenn es uns auch schwerfiel, uns auf etwas anderes als unsere eigenen großen Probleme zu konzentrieren, so wurden wir doch jedesmal gesegnet, wenn wir es schafften, anderen in ihrer Not zu begegnen. Wir gaben uns Mühe, uns ihre Namen zu merken, sie nach ihrer Familie zu fragen, ihnen das eine oder andere Exemplar unserer Bücher zu schenken, wenn uns dies angebracht erschien, oder ihnen einen Zettel mit ermutigenden Worten zuzustecken.

Insbesondere Bob war imstande, phantastische Dinge während der langen Zeit erzwungener Untätigkeit zu tun. Er kümmerte sich um die großen Sachen wie Finanzen und Geschäft. Er managte die kleinen Dinge wie Kochen, Saubermachen und Essen. Er schrieb insgesamt fünf Bücher in dieser Zeit, jeweils in kleinen Abschnitten, während ich schlief. (Ich weiß, daß er mir in den vielen Jahren davor gut zugehört hat, denn die Technik, die er entwickelt hat, basiert im Grunde darauf, inspirative Literatur in 15 Minuten am Tag zu schreiben!) Und wenn immer möglich, schloß er Freundschaft mit den Menschen in unserer Umgebung. Ich bin sicher, die Mitarbeiter der zur Marriott-Hotelkette gehörenden Wohnanlage - von meinen Mitpatienten ganz zu schweigen - waren traurig, als mein immer freundlicher, warmherziger Ehemann abreiste.

Einer der wirklichen Schlüssel zum positiven Warten liegt natürlich darin, bewußt auf den Herrn zu harren. Wenn man körperlich dazu in der Lage ist und die Zeit es erlaubt, kann man seine Bibel lesen und studieren. Man kann auch fast immer beten - wobei man Gott bitten sollte, nicht nur für ein gutes Ergebnis zu sorgen, sondern auch die Zeit des Wartens zu segnen. Wenn man den Herrn in sein Warten hineinnimmt, wird man offen dafür, sich von ihm formen und gestalten zu lassen, anstatt dem Zorn, der Enttäuschung und Bitterkeit nachzugeben.

Für Bob und mich waren die Psalmen in unseren langen Zeiten des Wartens ein ganz besonderer Trost. Sie kamen uns fast so vor wie ein Benutzerhandbuch mit Anleitungen, wie man auf den Herrn harren soll. Das gleiche gilt für das Buch Hiob, das sich wie eine Kurzgeschichte über das schmerzhafteste Warten liest, das man sich vorstellen kann, sowie für einige der Propheten, die tröstende Worte für ein ganzes Volk hatten, das sehnlich darauf wartete, in sein Heimatland zurückkehren zu können.

Alle diese Bibelabschnitte erinnerten uns daran, daß es vollkommen in Ordnung ist, notfalls sogar laut darüber zu klagen, wie sehr wir leiden und wie schwer es uns fällt zu warten. Viele Psalmen bestehen fast ausschließlich aus Jammern, Stöhnen und Klagen, manchmal sogar gegen Gott gerichtet. Die Psalmschreiber waren offensichtlich nicht allzu besorgt darum, unter allen Umständen eine positive Einstellung zu behalten. (Einige Psalmen sind am Anfang so weinerlich, daß es schon fast peinlich ist!) Auch Hiob beschloß, Gott ehrlich zu sagen, wie es ihm ums Herz war, und ganz offen die Behauptung zu äußern, daß er sich ungerecht behandelt fühle. Aus all diesen Bibelstellen habe ich gelernt, daß wir Gott gegenüber ruhig ehrlich sein und unsere Gefühle äußern dürfen, weil es mithilft, unser Herz für sein Wirken zu öffnen.

Doch diese Stellen zeigen uns auch noch etwas anderes. Es ist durchaus in Ordnung, Ihre Klagen – wenn es sein muß, sogar lautstark – zum Ausdruck zu bringen, während Sie warten ... solange Sie es Gott gestatten, Ihnen wieder zu Bewußtsein zu bringen, wer letztlich verantwortlich ist. Genau das sehen wir nämlich bei Hiob und in den »Stöhn- und Klagepsalmen«. Sowohl Hiob als auch die Psalmschreiber bringen Gott gegenüber ganz ehrlich zum Ausdruck, wie sie fühlen, ohne irgend etwas zu beschönigen. Sie vertrauen ihm ihre Gefühle an. Und während sie sie ihm anvertrauen, lassen sie sich von ihm ganz neu zu Bewußtsein bringen, wer Gott ist und wer sie sind. Und wenn das geschieht, besteht die einzig mögliche Reaktion darin, ihn zu preisen!

Dem Herrn vertrauen. Das, glaube ich, ist im wesentlichen der Kern dessen, was wir beim Warten lernen können und was uns durch das Warten hindurchträgt. Wenn in der Bibel von »Warten« die Rede ist, bedeutet dies gewöhnlich »Harren« oder auch »Vertrauen«. Es bedeutet: »Denk daran, wer verantwortlich ist und wie er ist. Er hat in der Vergangenheit für dich gesorgt und alles gut gemacht, und er wird es auch in Zukunft tun. Sein Weg ist der beste.« Natürlich wissen wir, daß das wahr ist – obwohl gewöhnlich eine Menge Warten und eine Menge Erfüllung dazugehören, uns dies so beizubringen, daß wir es wirklich verstehen.

Worauf wir eigentlich warten, auch wenn es uns nicht bewußt ist, ist, daß Gott seine Absichten auf dieser Erde zur Erfüllung bringt. Er hat seine Gründe dafür, uns warten zu lassen – Gründe, die damit zu tun haben, was einmal aus uns werden und wie sein Zeitplan sich entfalten soll.

Vielleicht hilft uns der Gedanke, daß Gott in die gesamte Schöpfung ein gewisses Maß an Warten hineingelegt hat. Er tut alles zu seiner Zeit, und eins muß nach dem anderen geschehen. Der Same muß in die Erde, und die Pflanzen müssen wachsen, ehe die Frucht zum Vorschein kommt. Die Menschen müssen zuerst die Kindheit und Jugend durchlaufen, ehe sie Männer und Frauen werden können. Und die Wahrheit, die wir in unsere

Köpfe hineinbekommen müssen, ist folgende: Das Leben zu führen, das Gott sich für jeden von uns erträumt, und zu Gottes Zeit Frucht zu bringen, ist ein Prozeß, der sich nicht überstürzen läßt. An dieser Tatsache können wir nichts ändern; was uns bleibt, ist, möglichst ruhig zu bleiben, das zu tun, was wir können - und im übrigen darauf zu warten, daß Gott alles zum guten Ende führt.

Je mehr es uns gelingt, unsere Wünsche mit seinen Plänen in Einklang zu bringen, um so erträglicher wird für uns das Warten werden. Doch ich glaube nicht, daß es *zu* erträglich werden sollte. Dann würden wir nämlich gleichgültig werden und aufhören zu wachsen, und wir würden etwas von unserer Sehnsucht verlieren, daß Gottes Reich vollends anbrechen soll. Er möchte, daß wir in ihm ruhen, ihm vertrauen und uns an ihn lehnen, gleichzeitig aber auch mit offenen Augen und mit Spannung warten, nach vorne schauen und unseren Blick auf die Tür gerichtet halten, die in die Zukunft führt.

Bei diesem allen warten wir auf die Zeit, wenn unser Warten endgültig vorüber sein wird und wir mit großer Freude hören, wie der Vater uns beim Namen ruft.

LIEBER WARTEZIMMER-GEFÄHRTE,

ich muß Sie nicht fragen, ob Sie auf etwas warten, denn das *weiß* ich ja. Ich weiß auch um die damit verbundene Frustration, die Sie so nervös macht. Ich hoffe nur, daß Sie, so wie ich es gelernt habe, ein wenig Trost aus dem Wissen schöpfen können, daß Gott auch während Ihres Wartens an der Arbeit ist.

Soweit ich weiß, können wir uns nicht aussuchen, ob wir warten wollen oder nicht, aber wir haben die Wahl, *wie* wir warten. Wir können verbittert und resigniert warten, oder wir können hoffnungsvoll warten. Aber wenn wir an Gott glauben und ihm vertrauen, ist Hoffnung die einzig vernünftige Wahl.

Wenn das Warten Sie fertigmacht, sollten Sie vielleicht nicht darum beten, daß es ein Ende hat, sondern lieber um die richtigen Werkzeuge, das Warten zu überstehen. Beten Sie um Kraft, Durchhaltevermögen und Geduld. Beten Sie um Verständnis für den eigentlichen Grund Ihres Wartens und um Erleuchtung darüber, was Sie tun sollen, während Sie warten.

Und halten Sie bei aller Warterei Ihre Augen offen für das, was Gott in dieser Zeit in Ihrem Leben verwirklichen will.

Ich wünsche Ihnen den Frieden Gottes!

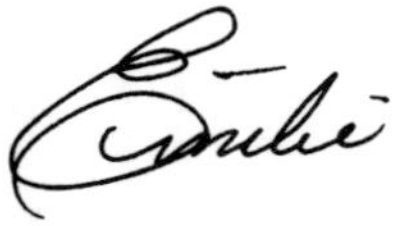

GOTTES GESCHENK DER WAHRHEIT FÜR DIE ZEIT IHRES WARTENS

- Ihr Warten hat einen Sinn, selbst wenn Sie ihn nicht immer erkennen. Auch während Sie auf ein Resultat warten, ist Gott an der Arbeit. Verlassen Sie sich darauf!
- Das Leben steht nicht still, während Sie auf den Herrn harren. Es gibt immer etwas zu tun, während Sie warten.
- Wenn Sie nichts anderes tun können als warten - lehnen Sie sich an Gott. Stellen Sie sich vor, Sie liegen in den starken Armen Ihres himmlischen Vaters (was ja wirklich der Fall ist). Sie warten also mit ihm zusammen.

KAPITEL VIER

Der Herr der Heuschreckenjahre

Der Herr hat gegeben, und der Herr hat genommen, der Name des Herrn sei gepriesen!
Hiob 1,21

Und ich werde euch die Jahre erstatten, die die Heuschrecke … gefressen (hat) … Und ihr werdet genug essen und satt werden und werdet den Namen des Herrn, eures Gottes, loben, der Wunderbares an euch getan hat. Und mein Volk soll nie mehr zuschanden werden.
Joel 2,25-26

4

Der Herr der Heuschreckenjahre

Viel verloren - aber auch viel gewonnen

Es war einmal eine Frau, deren Leben aktiv, glücklich und erfüllend war. Sie liebte den Herrn, ihren Mann, mit dem sie schon vierzig Jahre verheiratet war, und ihre beiden erwachsenen Kinder. In ihre fünf Enkelkinder war sie regelrecht vernarrt. Ihr Heim war ihr wichtig, und sie verwandte einen Großteil ihrer beachtlichen Energie darauf, ihr gemütliches Nest auszupolstern - ihr Traumhaus, in dem sie und ihr Mann seit dreißig Jahren wohnten und arbeiteten. Dazu hatte sie aber auch das große Vorrecht, oft unterwegs zu sein, auf Frauentagungen und -konferenzen zu sprechen und dabei zu erleben, wie Gott durch ihren Dienst Menschen segnete.

Sie war zwar keine Millionärin, aber von ihren Vorträgen, dem Schreiben von Büchern und ihrem Versandgeschäft konnte sie recht gut leben. (Ihr Mann leitete das Geschäft und war an ihrem Vortragsdienst beteiligt.) Und wenn sie auch nicht mehr taufrisch war, so fanden die Leute sie doch attraktiv, und sie tat ihr Bestes, um der Natur durch gesunde Ernährung und viel Bewegung nachzuhelfen. Ihr Blick war klar und strahlend, ihr Gang schnell und schwungvoll. Sie hatte Freude daran, in schönen Geschäften und Antiquitätenläden zu stöbern, sich mit dem Haushalt zu beschäftigen und Verwandte und Freunde einzuladen - sei es zu einem einfachen Mahl oder einem feierlichen, großen Abendessen.

Erkennen Sie diese Frau wieder? Ich kannte sie früher gut. Aber leider werde ich sie höchstwahrscheinlich nie mehr wiedersehen - wenigstens nicht so, wie sie einmal war.

Denn vier Jahre später war bei dieser Frau fast alles anders geworden. Sie hatte zwar den Herrn immer noch lieb, und ihre Familie war ihr wichtiger denn je. Aber alle ihre Termine als Sprecherin hatte sie absagen müssen, das Versandgeschäft war verkauft, und ihr Mann, der es mit ihr zusammen gemanagt hatte, war nun ebenfalls arbeitslos. (Außerdem hatte er seine Köchin/Haushälterin verloren und mußte jetzt deren Aufgaben größtenteils selber erledigen.) Ihr Einkommen war drastisch zurückgegangen, während sich andererseits neue, gewaltige Kosten abzeichneten. Ihr Traumhaus stand zum Verkauf. Was ihr Aussehen, ihre Gesundheit und Kraft sowie ihre Unabhängigkeit anbetrifft – alle diese Dinge waren fast verschwunden. Sie wußte kaum noch, wie es war, auch nur einen Tag ohne Schmerzen zu leben. Und ihr altes Leben – das energiegeladene, produktive Leben der Vergangenheit – schien nur mehr eine dunkle Erinnerung zu sein.

Kennen Sie auch solche Zeiten, in denen Sie das Gefühl hatten, Ihr Leben sei auf das Allernotwendigste, und vielleicht nicht einmal das, beschränkt? Dies kann passieren, wenn man Krebs hat. Das gleiche gilt auch für eine Reihe anderer Lebenserfahrungen: ein Trauerfall, ein schwerer Verkehrsunfall, eine Scheidung oder der Verlust des Arbeitsplatzes. Sogar ein neuer Lebensabschnitt wie der Auszug von Kindern aus dem Haus oder der Eintritt ins Rentenalter kann eine Zeit ankündigen, in der Schwierigkeiten über einen hereinbrechen wie Heuschrecken in ein Kornfeld und dem Leben all das rauben, was einem wichtig ist.

Dieses Gefühl hatte ich jedenfalls in den letzten vier bis sechs Jahren. Ein Verlust folgte auf den anderen, Belangloses ebenso wie Bedeutendes, bis ich die Landschaft meines Lebens kaum mehr wiedererkannte.

Während dieser Zeit verglich mein Enkel Chad mich manchmal mit Hiob. Natürlich bin ich kein Hiob, aber ich verstehe, was er meinte. Genau wie Hiob, hatte ich ein wunderbares Leben, das ich liebte und für das ich dankbar war – und das ich einsetzte, um dem Herrn zu dienen. So wie Hiob, erlitt ich innerhalb ganz kurzer Zeit eine Reihe von schmerzhaften Schicksalsschlägen und schweren Verlusten. Genau wie Hiob, lernte ich dabei eine Menge über mich selbst und über Gott – und erlebte seine Kraft und Erhabenheit auf viel direktere Art und Weise als je zuvor. Und so wie Hiob, darf ich jetzt eine Zeit der Wiederherstellung erleben; es geht mir besser, und ich genieße etwas von dem Leben, das ich hatte, ehe die Krankheit mich traf, obwohl mir andererseits völlig klar ist, daß ich niemals wieder ganz die alte sein werde.

Ich möchte hier aber rasch hinzufügen, daß ich in vielerlei Hinsicht überhaupt nicht wie Hiob bin. Meine Anfechtungen und Kämpfe sind bei weitem nicht so riesig oder dramatisch gewesen wie seine. Meine Angehörigen und Freunde haben mich stets liebevoll unterstützt; sie haben hinter mir gestanden, anstatt mir Fragen zu stellen und mit mir zu argumentieren, so wie Hiobs »Tröster« es taten. Und, im Gegensatz zu Hiob, habe ich nie das Bedürfnis verspürt, meinen Fall vor Gott zu erörtern. Ich hatte auch nie das Gefühl, daß die Verluste, die ich erlitten hatte, ungerecht oder unangemessen waren. Die Frage: »Warum ich?« hat sich mir nie gestellt, eher die Überlegung: »Warum ich nicht?«

Ich bin nicht sicher, warum letzteres so ist. Vielleicht war es ganz einfach ein besonderer Gnadenerweis Gottes, daß mir diese Art Zweifel erspart geblieben sind. Bob meint, es hätte etwas mit der Gabe des Glaubens zu tun. Aber ich bin der Ansicht, es liegt eher daran, daß ich weiß, meine Heuschreckenjahre sind überhaupt nichts Besonderes – andere haben viel mehr durchgemacht als ich.

Einige dieser Leute kenne ich persönlich, von anderen habe ich gehört oder ihre Geschichten gelesen. Manche Krebspatienten sind beispielsweise von ihren Ehepartnern verlassen worden, als sie krank wurden, oder sie gerieten in die Hände von inkompetenten oder insensiblen Ärzten. Einige Leute waren in Unfälle verwickelt und wurden dadurch querschnittsgelähmt oder schwer entstellt. Andere haben durch den Tod ihren Mann, ihre Frau oder ihr Kind verloren – ein Schmerz, den ich mir nicht einmal ansatzweise vorstellen kann –, oder Gewalt und Mißbrauch erlebt. Manche sind nach Jahren der Hintergehung von ihren Ehepartnern verlassen worden; andere hatten jahrelang ihre liebe Not durchzukommen.

Wenn ich daran denke, was manche meiner Mitmenschen alles durchgemacht haben, weiß ich wirklich nicht, womit ich angeben sollte. Ich bin nicht Hiob. Ich bin auch kein Kind, das auf einem Plakat als Symbol für Elend und Not oder etwas dergleichen posieren könnte. Es geht mir ganz bestimmt nicht schlechter als vielen anderen.

Trotzdem glaube ich, daß Heuschrecken nun einmal Heuschrecken sind. Wenn man leidet, ist es im Grunde genommen egal, ob ein anderer einen größeren oder einen geringeren Verlust zu tragen hat - das Leid ist trotzdem real. So kann es sein, daß manche Dinge, die ich durch das Erleben meiner ganz persönlichen Heuschreckenjahre gelernt habe, denen eine Hilfe sind, die das Gefühl haben, daß ihnen ein Großteil von ihrem Leben genommen wurde.

Was also habe ich gelernt? Erstens, daß der erlittene Schaden real ist. Ich meine, es ist wichtig, dies anzuerkennen, um nicht in die Falle zu laufen, leichtfertig etwas zu sagen oder fälschlicherweise sentimental mit Verlusten umzugehen. Die Verluste, die wir erleiden, wenn uns wesentliche Dinge im Leben genommen werden, sind bedeutend. Die Wunden, die uns geschlagen werden, sind schmerzhaft und lassen gewöhnlich Narben zurück. Und obwohl Gott uns während unserer Heuschreckenjahre auch Geschenke macht, können diese doch, zumindest in diesem Leben, die schmerzliche Erinnerung an das, was wir verloren haben, nicht auslöschen. Der Reichtum dessen, was wir dabei lernen können, und die Gabe der beständigen Fürsorge Gottes können uns aber in ein sinnvolleres und reicheres Leben hineinbringen. Tatsächlich kann das »wiederhergestellte« Leben, das Gott uns oft als Ersatz für die Heuschreckenjahre schenkt, in mancher Hinsicht besser sein als unser früheres Leben - aber es wird niemals dasselbe sein.

Ich habe mich oft gefragt, wie Hiob sich wohl gefühlt haben mag, nachdem seine Prüfungszeit vorüber war und Gott ihm alles, was er verloren hatte, wiedererstattet hatte. Er hatte erneut Kinder, Schafe und Rinder, Knechte, Land und Besitztümer. Seine Frau und seine Freunde unterstützten ihn wieder, anstatt ihn zu kritisieren. Trotzdem sind Kinder nicht einfach austauschbar. Die Erinnerungen an Stürme, Feuersbrünste und mitleidslose Freunde lassen sich nicht einfach beiseite schieben. Selbst für einen Mann, dessen Glaube und Vertrauen die Anerkennung Gottes fanden, muß der Gedanke an das, was er erlebt hatte, sehr schmerzhaft gewesen sein.

Wahr ist, daß keiner von uns ohne Spuren von Leid und Verlust durchs Leben kommt. Wir haben alle unsere Schwierigkeiten und Nöte, wir erleiden alle irgendwelche Verluste, über die wir nie ganz hinwegkommen. Das gehört nun einmal zum Leben in einer gefallenen Welt dazu. Negative Dinge geschehen, Dinge, die uns weh tun. Dinge, die wir lieben, werden uns genommen. Und manchmal werden wir in einer solchen Zeit des Verlustes sogar komplett aus unserem alten Leben herausgenommen und in eine neue, unbekannte Zukunft hineingestellt. Solche Zeiten verändern uns, und wir können nie wieder genauso sein wie vorher.

Das Schöne an der göttlichen Wiederherstellung ist natürlich, daß Gott gerade die Umstände unserer Verluste – sogar der von Heuschrecken verursachten Verluste – dazu benutzen kann und will, uns zu lehren, innerlich zu stärken und unserem Leben einen neuen Sinn und eine größere Bedeutung zu geben. Er hört nicht auf, uns zu beschenken, nur weil unser Leben sich verändert, selbst dann nicht, wenn es sich radikal verändert. Seine Liebe läßt nicht nach, nur weil es uns im Augenblick nicht sonderlich gut geht oder wir sogar eine Zeit unerträglichen Leides erleben. Seine Zusage, uns die Jahre wiederzuerstatten, die die Heuschrekken gefressen haben, hat Gültigkeit, auch wenn die vollkommene Heilung oder Wiederherstellung vielleicht erst dann geschieht, wenn wir dieses Leben beendet haben und im Himmel sind. Selbst wenn wir uns mitten in der Verwüstung befinden und zusehen müssen, wie die Heuschrecken in Schwärmen bei uns einfallen und unser Leben auseinanderreißen, hat Gott schon mit dem Prozeß begonnen, uns Dinge zu lehren und Neues in uns zu schaffen.

Das bedeutet nicht, daß Gott Heuschrecken in unser Leben schickt, um uns »eine Lektion zu erteilen«. Ich glaube nicht, daß der Krebs eine göttliche Strafe für irgend etwas war, was ich getan oder unterlassen hatte. Obwohl ich glaube, daß Gott seine Kinder züchtigt, glaube ich nicht, daß er uns normalerweise aus rein erzieherischen Gründen Unglück schickt. Das hat er gar nicht nötig! Diese Welt bringt von sich aus genug Leid, genug Sünde hervor, um unserem Vater im Himmel als Unterrichtsmaterial zu dienen. Gott hat es nicht nötig, zusätzliche Nöte zu erfinden, nur damit wir spuren!

Nachdem ich dies gesagt habe, möchte ich hinzufügen, daß Gott meiner Meinung nach die Heuschreckenjahre unseres Lebens zu unserem besonderen Nutzen gebraucht. Ich bin überzeugt, daß er das bei mir getan hat. Daß mir alles bis auf das Wesentliche genommen wurde, hat mir geholfen, besser zu verstehen, wer ich bin und wer Gott ist, was wichtig und was einfach nur nett ist, was ich möchte und was Gott für mich will. Rückblikkend kann ich bereits sehen, was Gott durch diese Einsichten und Erfahrungen getan hat, um meinen Charakter zu formen. Selbst jetzt, da ich erlebe, wie mein Leben im Begriff ist, wiederhergestellt zu werden - ein neues Haus, neue Gesundheit, weniger Schmerzen, sogar die Aussicht, wieder Vorträge zu halten -, stelle ich fest, daß ich die Lektionen aus den Heuschreckenjahren ebensosehr schätze wie die Zeichen der Wiederherstellung. Und die Geschenke, die Gott mir inmitten meines Verlustes gemacht hat, sind für mich besonders kostbar.

Was sind das für Geschenke, die Gott mir via Heuschrecken geschickt hat? Das erste ist ein größeres *Vertrauen* in das, was ewig ist - was durch kein Unglück angetastet werden kann. Selbst wenn viel verlorengeht, bleibt doch vieles erhalten.

Es gibt ein kleines anonymes Gedicht, das besonders in Kreisen von Krebskranken die Runde macht. Es hängt in Kliniken und Krankenhäusern am Schwarzen Brett aus und wird als Anhang zu Genesungswünschen über Internet verbreitet. Dieses Gedicht existiert sogar in verschiedenen Versionen, und ich habe keine Ahnung, wie das Original lautet oder wer es verfaßt hat. Doch ich meine, daß es sehr viel Weisheit enthält, und zwar nicht nur für Krebspatienten, sondern für jeden Menschen, der gerade seine Heuschreckenjahre erlebt. Das Gedicht lautet wie folgt:

Der Krebs ist ja so begrenzt ...
Er kann die Liebe nicht lähmen.
Er kann die Hoffnung nicht zunichte machen.
Er kann den Glauben nicht zerstören.
Er kann den Frieden nicht aushöhlen.
Er kann das Vertrauen nicht ruinieren.
Er kann die Freundschaft nicht töten.

Er kann die Erinnerung nicht auslöschen.
Er kann den Mut nicht zum Schweigen bringen.
Er kann nicht in die Seele eindringen.
Er kann das ewige Leben nicht rauben.
Er kann den Heiligen Geist nicht dämpfen.
Er kann die Kraft der Auferstehung nicht vermindern.

Wenn man so etwas wie Krebs durchmacht, wird einem bewußt, wieviel Wahrheit in diesem kleinen Gedicht enthalten ist. Und doch hat die Sache einen Haken. Es stimmt zwar, daß keine äußeren Umstände in die Seele eindringen, den Geist dämpfen oder die Kraft der Auferstehung vermindern können. Aber etwas wie Krebs kann durchaus die Hoffnung zunichte machen, den Glauben zerstören und den Frieden aushöhlen ... *wenn wir es zulassen*. Mit anderen Worten: Es ist eine gewisse Entscheidung damit verbunden. Äußere Umstände sind zwar nicht in der Lage, unseren Frieden auszuhöhlen oder unsere Freundschaften zu zerstören, aber *wir selbst* können es zulassen, daß unser Frieden oder unsere Freundschaften kaputtgehen, wenn wir unter Druck geraten. Ich glaube, das gilt für alle Lektionen, die Gott uns in Zeiten des Verlustes lehren will. Selbst wenn wir ganz unten sind, gesteht er uns die Würde der Wahl zu. Die Lektionen stehen für uns bereit, aber wir müssen uns bewußt entscheiden, ob wir sie lernen wollen oder nicht.

Die wahrscheinlich beste Lektion in bezug auf Vertrauen, die ich aufgrund meiner bewußten Entscheidung in den Heuschrekkenjahren gelernt habe, ist die, daß Gott immer da ist. Wir mögen zwar nicht immer verstehen, was er tut - tatsächlich übersteigt, wie schon Hiob erfahren mußte, so vieles an Gott unser Begriffsvermögen, es ist so ehrfurchtgebietend und gewaltig, daß die einzig richtige Reaktion ist, sich in Demut vor ihm niederzuwerfen. Oft erkennen wir erst im nachhinein, was er getan hat. Aber dieser souveräne Gott, das durfte auch Hiob lernen, ist in Zeiten, wenn wir geprüft und angefochten werden, immer gegenwärtig. Er legt fest, bis zu welchem Grad wir versucht werden dürfen und was mit uns geschehen darf, und er versorgt uns auch weiter mit dem, was wir am dringendsten brauchen, selbst wenn wir meinen, uns sei alles genommen worden.

Ich finde es interessant, daß nicht einmal Hiob in seinen Heuschreckenjahren wirklich *alles* verloren hat. Obwohl seine Frau und seine Freunde ihm z. B. schlechte Ratschläge gaben, ließen sie ihn doch nicht im Stich, und nach anfänglichem Zögern stellten sie sich sogar zu ihm und unterstützten ihn. Auch ich muß bekennen, daß die Verluste, die ich in den Krebsjahren erlitt, zwar schmerzhaft, aber wiederum auch begrenzt waren. Ich verlor zwar meine Gesundheit, aber nicht meinen Mann. Ich verlor meinen Vortragsdienst, aber nicht mein gesamtes Einkommen, und dann gab es ja auch noch die Krankenversicherung. Ich verlor zwar meine Selbständigkeit, aber nicht meinen Glauben. Wenn ich zurückschaue und sehe, was ich verloren habe und was mir geblieben ist, erkenne ich, wie die Hand meines himmlischen Vaters mich gehalten und gestützt hat. Selbst als ich nichts mehr sehen konnte als nur Heuschrecken, war Gott längst mit der Schadensbegrenzung beschäftigt.

So war Gott in der Zeit meines Verlustes immer gegenwärtig und erwies sich, wie bei Hiob, als der souveräne Herr und treue Beschützer. Doch ich bin Hiob gegenüber klar im Vorteil, weil ich Gott auch als den ins Fleisch gekommenen Christus kenne, den »Mann der Schmerzen«, der uns erlöst hat, indem er Mensch wurde und unsere schmerzhaftesten Umstände auf sich nahm. Ihm sind Verlusterfahrungen wirklich bekannt – zuerst der Verlust seiner königlichen Natur, um ein menschliches Baby zu werden, dann der Verlust seines gesamten irdischen Besitzes und schließlich sogar der Verlust seines Lebens. Alle diese Dinge hat er freiwillig um unsertwillen aufgegeben. Als ich große Schmerzen hatte, mich erniedrigt und verletzt fühlte, brauchte ich nur an meinen Erlöser zu denken, der geschlagen, nackt ausgezogen und ans Kreuz genagelt wurde, um zu wissen, daß ich nicht allein war. Kein Kreuz, das er mir auferlegt, kommt seinem Kreuz gleich. Es gibt keine Verheißung der Wiederherstellung, die stärker wäre als die Realität seiner Auferstehung.

Es gibt auch keine öde, von Heuschrecken verwüstete Landschaft, die ich durchwandere, die nicht von Gott, dem Heiligen Geist, erwärmt und abgemildert wird. Auch das habe ich während meiner Heuschreckenjahre gelernt. Er ist der Tröster und Seelsorger, der nicht aufgehört hat, mich zu führen, zu lehren und zu inspirieren. Es war das Werk des Heiligen Geistes, daß mein Leben sogar inmitten eines von Heuschrecken zerfressenen Feldes noch Frucht bringen konnte. Auch als ich Schmerzen hatte, vernahm ich die sanfte Stimme des Heiligen Geistes, der mich aufforderte, einer Nachbarin ein paar ermutigende Zeilen in den Briefkasten zu werfen. Und als ich zu schwach war, um zu beten, spürte ich, wie der Geist Gottes »mit unaussprechlichen Seufzern« für mich eintrat (siehe Römer 8,26).

Also ... Gott ist in meinem von Heuschrecken zerfressenen Leben gegenwärtig, und mein wachsendes Vertrauen zu dieser Realität ist eins der Geschenke, die Gott mir in den vergangenen Jahren gemacht hat.

Ein weiteres ist das manchmal bittersüße Geschenk der *Demut*.

Was ist Demut? Die meisten denken dabei an Bescheidenheit, daß man nicht angibt oder prahlt und sich nichts einbildet. Oder daß man sich beugt und dem, der Autorität hat, unterstellt. All dies enthält tatsächlich eine Spur von Wahrheit, aber ich glaube, Demut ist mehr.

Der bekannte Prediger Charles H. Spurgeon definierte Demut als »eine richtige Einschätzung seiner selbst«, ganz besonders gegenüber Gott. Mir sind dazu zwei Zeilen aus dem Kinderlied »Jesus liebt mich« wichtig geworden:

Kinder sind sein Eigentum,
sie sind schwach, doch er ist stark.

Wenn ich diese allereinfachste Tatsache wirklich anerkenne, mir meine Schwachheit und Gottes Stärke eingestehe und offen werde, die Dinge auf seine Weise zu tun, dann demütige ich mich so, wie die Bibel es uns sagt. Ich gebe meinen Anspruch auf Macht und Kontrolle auf. Und obwohl ich mich nie wirklich als stolz oder eitel betrachtet habe, mußte ich doch in meiner Krankheit feststellen, daß diese Art von Demut mir schwerer fällt als ich dachte.

Einer der am schwersten zu ertragenden Verluste war nämlich für mich der Verlust meiner Selbständigkeit, meiner Würde und meiner Kontrolle über mein Leben und meine Umstände. Wie jeder Mensch, der über lange Zeit medizinisch behandelt worden ist, weiß, kann das Kranksein eine zutiefst demütigende und erniedrigende Erfahrung sein, und das auch unter den günstigsten Umständen. Seiner Kleidung entledigt, abgetastet und sogar mit einem Stift markiert zu werden, geht mit der Seele und Geist berührenden Erfahrung einher, schwach und ausgeliefert zu sein - alles nicht eben einfach für jemand, der immer gerne selber bestimmt hat. Doch das Gute an dem Geschenk solcher Demütigung ist, daß es uns erst wieder richtig zu Bewußtsein bringt, wer wir sind - sterbliche Geschöpfe, die im Grunde nur sehr wenig Macht über ihr Leben haben, gleichzeitig aber Kinder eines Vaters im Himmel, der uns liebt und für uns sorgt.

Das heißt nicht, daß wir all unsere persönliche Achtung aufgeben sollen. Es ist nötig, an einem bestimmten Maß von menschlicher Würde festzuhalten, um weiterleben zu können. Als Bob und ich in Seattle waren, legte ich beispielsweise großen Wert darauf, jeden Tag aufzustehen und mich auch anzuziehen, selbst wenn es nur ein Jogginganzug war. Abends tauschte ich diesen dann gegen ein Nachthemd aus. Diese simplen Tätigkeiten von Selbstbestimmung und Normalität halfen mir, den Mut nicht zu verlieren, und verhinderten, daß ich mir wie ein totaler Invalide vorkam.

Dennoch gab es Zeiten, da mußte ich einfach jeden Anspruch auf Würde fahrenlassen und erlauben, daß andere für mich sorgten. In solchen Augenblicken spürte ich den Verlust der Kontrolle über meine elementarsten Körperfunktionen besonders deutlich. Das ist eine Demütigung, mit der man sehr schwer fertig wird, besonders wenn man, so wie ich, stets die starke Position des Gebens der des Nehmens vorgezogen hat.

Als Mutter war ich es beispielsweise gewohnt, alle möglichen Arten von Dreck und Schmutz aufzuwischen. Doch eine der demütigenden Tatsachen einer schweren Krankheit ist die, daß es Zeiten gibt, in denen der Kranke Dinge schmutzig macht, die ein anderer dann wieder saubermachen muß. Die Erkenntnis, daß Bob, meine Freunde, Ärzte und Krankenschwestern in dieser äußerst intimen Weise für mich sorgen mußten, war eine besonders schwer zu verkraftende Verlusterfahrung. Trotzdem lag auch in diesem Verlust ein Geschenk, als ich erlebte, wie liebevoll ich umsorgt und alles darangesetzt wurde, daß ich mich wohl fühlte. Es war zwar demütigend, aber auch schön.

Ich erinnere mich z. B. an einen bestimmten Tag im Krankenhaus. Es war Zeit für meine Dusche, doch die mir zugeteilte Pflegekraft entpuppte sich als ein junger Mann! Im ersten Augenblick wußte ich nicht, was ich sagen sollte. Der junge Pfleger muß meine Bedenken auf meinem Gesicht gelesen haben, aber er blieb freundlich und sehr sachlich. »Oh, lieber Herr Jesus«, betete ich im stillen, »ich weiß nicht, ob ich das kann!« Doch nach mehreren Tagen des im-Bett-Liegens fühlte ich mich schmuddelig und verschwitzt und wußte, daß ich nicht die Kraft hatte, allein in die Dusche zu steigen. Also atmete ich einmal tief durch, ging ihm voraus in das kleine Bad und legte den Bademantel ab. In dem Raum stand ein Hocker, und vor der Dusche hing ein Vorhang. »Bleiben Sie bitte hier«, sagte ich zu dem Pfleger, »ich schaffe es nicht allein.«

Was für eine demütigende Erfahrung! Dieser junge Mann kletterte mit mir in die Dusche und half mir, nicht umzukippen. Er achtete darauf, daß ich mich auch von unten und unter den Armen wusch, daß der Seifenschaum nicht in meine Augen lief und ich mich hinterher gründlich abspülte.

Aber hier ist das Schöne, das mit der Demütigung einherging: Binnen weniger Sekunden, nachdem ich die Dusche betreten hatte, war meine Beklommenheit total verschwunden. Ich sah in dieser jungen Pflegekraft weder Mann noch Frau, sondern ganz einfach ein Werkzeug der Gnade Gottes. Wie nötig brauchte ich doch die Dusche, dieses Gefühl der Sauberkeit und Frische! Der Pfleger half mir, mich abzutrocknen und ein frisches Nachthemd anzuziehen. Als wir schließlich fertig waren, hätte ich ihn am liebsten umarmt. Eine Erfahrung, die ich als große Demütigung gefürchtet hatte, war zu einem freundlichen Geschenk der Gnade geworden – weil meine Notlage mich in eine Position des Vertrauens und der Demut hineingezwungen hatte.

Noch lebhafter erinnere ich mich an eine Begebenheit, die zum Fürchten war, weil ich aufgrund einer Infektion plötzlich ins Koma fiel. Als Bob mich nicht aufwecken konnte, rief er einen Krankenwagen, und als er mich vom Boden hochhob, verlor ich jegliche Kontrolle über meine Körperfunktionen. Bob wischte mich ab, so gut er konnte, und übergab mich dann den Krankenwagenfahrern mit den Worten, er werde ihnen ins Krankenhaus nachkommen. Zunächst mußte er zu Hause die unangenehme Aufgabe wahrnehmen, den ekligen Mist zu beseitigen. (Was für eine Auszeichnung wird dieser Mann einmal im Himmel dafür bekommen!)

In der Zwischenzeit brausten die Männer auf schnellstem Wege mit mir ins Krankenhaus, wo mein Zustand sich langsam stabilisierte. Ich kam gerade wieder zu mir, als die Schwestern sich anschickten, mir eine Krankenwäsche im Bett zu verpassen. Ich weiß noch, wie schwach ich mich fühlte, so hilflos wie ein neugeborenes Baby. Aber sie waren total lieb zu mir, wuschen mich, puderten mich ein, legten mich in ein sauberes Bett und deckten mich mit einer sauberen Bettdecke zu. Und wieder zerfloß ich förmlich vor Dankbarkeit.

Auch dieses war eine äußerst demütigende Erfahrung, zugleich aber eine gewaltige Lektion - dankbar zu sein für die Segnungen Gottes, egal, in welcher Form sie auftreten. Somit ist Demut wirklich eine der wichtigen Lektionen, die uns eine Zeit des Verlustes lehren kann. Auch für Hiob war dies eine ganz wichtige Lektion. Es ist nichts Geringes zu lernen, wie schwach wir sind, wie stark Gott ist und wie sehr wir auf Gott und seine Liebe angewiesen sind.

Doch so wie bei jeder göttlichen Lektion, lernt man Demut nicht automatisch. Selbst wenn wir schwach und ganz kaputt sind, können wir uns immer noch zwischen Dankbarkeit und Demut auf der einen oder Bitterkeit und Rebellion auf der anderen Seite entscheiden. Unsere Kultur tendiert dazu, die rebellische Reaktion zu glorifizieren und die Menschen zu loben, die lieber mit dem Kopf durch die Wand gehen, als daß sie klein beigeben. In der Krebsklinik habe ich tatsächlich etliche Leute kennengelernt, die richtig zornig auf ihre Umstände reagierten.

Doch zumindest nach meiner Erfahrung erwies sich der Weg der Demut als Weg zu echter Wiederherstellung. Immer wenn ich durch Gottes Gnade imstande war, den Pfad der Demut zu wählen, erlebte ich den unmittelbaren Segen der Fürsorge meines himmlischen Vaters und dazu noch den Segen, offener für die Leitung des Heiligen Geistes zu sein.

Ich bin in der Tat zu der Überzeugung gelangt, daß *Offenheit* der Schlüssel für fast alle Geschenke ist, die Gott uns in unseren Heuschreckenjahren geben, und für alle Lektionen, die er uns lehren will. Wenn wir es zulassen, kann die Erfahrung des Beraubtseins unser Herz, unsere Seele und unseren Geist für etwas Neues öffnen.

Bei mir war es z. B. die Erfahrung mit dem Krebs, die mir das Herz geöffnet, mir größeres Erbarmen geschenkt und mich sensibler für die Nöte anderer Menschen gemacht hat.

Nicht, daß ich vorher kein Mitgefühl gehabt hätte. Seit ich vor vielen Jahren mit meinem Vortragsdienst begonnen habe, hatte ich immer ein Herz für die Frauen, die in meine Seminare kamen. Ich hatte sie lieb und wollte ihnen helfen. Auch auf andere Weise wollte ich Menschen ganz direkt helfen – indem ich beispielsweise in meiner Gemeinde eine Suppenküche für arme Leute organisierte.

Doch obwohl ich ein Herz für andere hatte, war ich nie ein ausgesprochen zartfühlender oder teilnahmsvoller Mensch. Das mag manch einen überraschen, aber ich bin von jeher ein sehr praktisch denkender, direkter, nüchterner Typ gewesen. Wenn andere Probleme hatten, neigte ich gewöhnlich eher dazu, ihnen zuzurufen: »Kopf hoch! Es geht weiter!« (Auf die gleiche Weise verfuhr ich auch mit meinen eigenen Problemen.) Wenn eines meiner Kinder hinfiel und sich das Knie abschürfte, war ich eher geneigt, ihnen rasch wieder auf die Beine zu helfen, das Wehwehchen mit einem flüchtigen Kuß und einem Heftpflaster zu behandeln und sie wieder fortzuschicken, als daß ich sie auf den Schoß genommen und getröstet hätte.

Eigentlich war an meiner Art nicht wirklich etwas auszusetzen. Meine Kinder wußten, daß ich sie liebhatte, und die Menschen, denen ich diente, merkten, daß ich mich für sie interessierte und mit ihnen fühlen konnte. Trotzdem hat sich etwas in mir verändert, seit die Heuschrecken in mein Leben kamen. Ich bin innerlich viel weicher geworden. Mein Herz ist offener, ich bin sanfter und mir mehr der Verletzungen bewußt, die andere haben. Ich habe heute nicht nur den Wunsch, Menschen in Not zu helfen; ihre Not berührt mich so tief, daß ich mit ihnen weinen kann. Ich glaube wirklich, daß Gott in der Zeit meines Verlustes daran gearbeitet hat, mich zu einer Frau zu machen, die liebevoller, verletzlicher und mitfühlender ist. Mein Herz scheint größer geworden zu sein - aber nicht nur mein Herz, sondern in gewissem Sinne auch meine eigene kleine *Welt*.

Und wenn die Heuschreckenjahre dazu gedient haben, mir ein offeneres Herz zu geben, dann haben sie mir auch offenere Hände gegeben. Ich halte die Dinge nicht mehr so krampfhaft fest wie früher. Und das ist für mich eine ziemliche Veränderung.

Von Natur aus bin ich jemand, der gerne sammelt, sein Nest baut und sich darin häuslich niederläßt. Ich bin kein Pilger. Als eine Frau, die in Armut aufgewachsen ist, hatte ich immer große Freude daran, alle möglichen Sachen anzuschaffen. Als eine, die aus einer zerbrochenen Familie stammt, ist es mir am liebsten, alle meine Küken unter meinen Flügeln versammelt zu wissen. Ich baue lieber auf einem bereits gelegten Fundament auf, als daß ich selber etwas Neues beginne. So wie die meisten von uns, bin ich nicht gerade versessen auf Veränderung.

Mittlerweile glaube ich aber, daß es Zeiten in unserem Leben gibt, in denen wir aufgefordert werden, eine Sache hinter uns zu lassen und uns einer neuen zuzuwenden, und eine Zeit des Verlustes kann mithelfen, uns dies zu lehren. Manchmal ist ein derartiger Verlust sogar notwendig, damit wir unseren Würgegriff um Vertrautes lockern und die Freiheit erleben, die wir brauchen, um den Schritt in eine neue Zukunft zu wagen.

Eine Freundin erzählte mir, sie habe noch nie freiwillig ein »Nest« (d. h. eine Arbeitsstelle, Position, Wohnung usw.) verlassen. Sie mußte immer hinausgeworfen werden, aber wenn sie hinausgeworfen wurde, war es auch gewöhnlich Zeit zu gehen. Ich glaube, daß meine spezielle Zeit des Verlustes mitgeholfen hat, dies bei mir zu bewirken. So sehr ich meinen Dienst, mein Haus und mein Leben geliebt habe und immer noch liebe, meine ich, daß es vielleicht an der Zeit war weiterzugehen. Zumindest war es Zeit, kürzerzutreten, nicht mehr so viel unterwegs zu sein, die Richtung unseres Dienstes vielleicht einmal zu überdenken - und in diesem Sinne mag die Zeit des Verlustes sehr wohl einem positiven Zweck für unser Leben gedient haben. Ich kann zwar nicht mit Bestimmtheit sagen, daß das so ist. Was ich aber sagen kann, ist, daß ich nach der Zeit des Verlustes mein »Nest« heute etwas anders sehe. Ich liebe meine »Sachen« immer noch, aber ich hänge nicht mehr so stark daran. Ich liebe meine Familie immer noch, bin aber eher bereit, jeden sein eigenes Leben leben zu lassen.

Außerdem habe ich gelernt, ein weiteres Stück meines wertvollsten Besitzes etwas mehr loszulassen: mein Aussehen. Ich war im Grunde selbst überrascht, als ich feststellte, wieviel mir daran lag, ein attraktives Äußeres zu haben. Ich habe mich zwar nie für eitel gehalten, sehe aber rückblickend, daß es für mich von Kind auf ganz wichtig war, andere durch gutes Aussehen zu beeindrucken.

Besonders für Frauen bedeutet ihr Aussehen eine gewisse Form von Macht, und ich war es gewohnt, diese Macht auszuüben. Schon als kleines Mädchen war ich mir meiner Macht bewußt, meinen Papa mit meinem Charme um den Finger zu wikkeln. Als ich älter wurde, war ich zwar sehr schüchtern, legte aber großen Wert darauf, stets gut angezogen zu sein – dank den Nähkünsten meiner Mutter und ihren guten Beziehungen zur Bekleidungsindustrie. Als junge Erwachsene und später als professionelle Rednerin leistete mir mein Aussehen ebenfalls gute Dienste. Ich konnte mich zwar nie mit den Hollywoodstars vergleichen, aber ich war immer sauber und adrett gekleidet, wodurch mein Selbstvertrauen gestärkt wurde. Zudem wußte ich, daß Bob meine Bemühungen, fit zu bleiben und mich für ihn hübsch zu machen, wirklich sehr schätzte.

Auch wenn ich also nicht gerade eitel war, wurde ich durch die Veränderungen, die der Krebs und seine Behandlung hervorriefen, mehr herausgefordert, als ich angenommen hätte. Ich spürte regelrecht den Verlust meiner körperlichen Attraktivität.

Meine anfängliche Magerkeit störte mich eigentlich nicht, weil ich zunächst annahm, sie sei das Ergebnis meiner gesunden Ernährungsweise; außerdem ist man als Dünne in Südkalifornien immer »in«. Auch der Verlust meiner Haare traf mich nicht sonderlich schwer – obwohl das bei vielen Frauen der Fall ist –, weil ich davon ausging, daß sie bald wieder wachsen würden. Ich hatte hübsche Tücher und Hüte gefunden, mit denen ich meine Glatze bedecken konnte. Und als meine Haare beim Nachwachsen grau waren, ließ ich mir einen flotten Kurzhaarschnitt verpassen und nahm anschließend die Komplimente derer entgegen, die ihn toll fanden.

Doch mit dem Fortschreiten der Krankheit wuchs mein Unbehagen über mein Aussehen mehr und mehr. Als ich zum zweiten und dann zum dritten Mal meine Haare verlor, war das ein ziemlicher Schlag für mich. Auch die Tatsache, daß mein Körper aus Mangel an Bewegung schlaffer und pummeliger wurde - obwohl ich immer noch verhältnismäßig schlank war -, verletzte mich tief in meinem Selbstwertgefühl. Und nach der Knochenmarktransplantation kam ich an den Punkt, daß ich in den Spiegel schaute und mich selber nicht mehr wiedererkannte. Mein Gesicht war rund und aufgedunsen von den Medikamenten, die ich einnehmen mußte, damit mein Körper die gespendeten Knochenmarkzellen nicht abstieß, und als Reaktion auf die Transplantation war meine Haut rot und glänzend. Über den Hamsterbacken blinzelten eingesunkene Augen hervor. Auch mein Körper war aufgedunsen und wirkte unter der »Krebsuniform« - Jogginghose und Sweatshirt - richtig plump. Mit meinen grauen Haaren und dem schlurfenden Gang sah ich aus wie eine alte Frau - aber eine dicke, scheelblickende alte Frau mit rotem Gesicht. Ich haßte es, so auszusehen! Wenn wir Besuch von alten Freunden bekamen, hatte ich das Gefühl, sie im voraus warnen zu müssen, damit ich den Schock auf ihren Gesichtern nicht mit ansehen mußte.

Natürlich wußte ich, daß es sich bei meinem Aussehen um eine mehr oder weniger belanglose Sache handelte. Noch am Leben zu sein, war schließlich viel wichtiger als hübsch auszusehen. Trotzdem hatte ich wirklich mit dieser Sache zu kämpfen. Es war einfach schwierig, mir selbst nicht mehr ähnlich zu sehen.

Heute ist die Situation etwas besser. Ich konnte verschiedene Medikamente langsam absetzen, und die Aufgedunsenheit ist dadurch zurückgegangen. Mit dem Zunehmen meiner Kräfte habe ich auch wieder mit gymnastischen Übungen begonnen, und mein Körper fühlt sich etwas stromlinienförmiger an. Und was das schicke Käppi grauer Haare angeht, das nach der Chemotherapie nachgewachsen ist: Sobald der Arzt sein Okay dazu gegeben hatte, ging ich zum Friseur, und jetzt sind meine Haare wieder wunderbar dunkel! Mein Enkel Chad hat mir gerade vor ein paar

Tagen gesagt: »Omi, du siehst jetzt wieder so aus wie auf dem Foto!«

Ich bin Gott von Herzen dankbar für diese Wiederherstellung meines Aussehens. Trotzdem stelle ich fest, daß die Erfahrung, eine pummelige, scheelblickende, schlurfende alte Frau gewesen zu sein, etwas in meinem tiefsten Innern verändert hat. Wahrscheinlich wird es für mich immer wichtig sein, wie ich aussehe – wegen meiner Erziehung, meines Berufs und weil ich so ein visuell veranlagter Mensch bin. Dennoch erkenne ich rückblickend, daß ich mir heute viel weniger Sorgen um mein Äußeres mache als früher. Ich glaube tatsächlich, daß ich die natürlichen Veränderungen, die mit dem Älterwerden verbunden sind, mit weit größerer Gelassenheit verkraften kann, weil ich erfahren habe, daß man mich liebt, egal, wie ich aussehe.

Wenn ich an meine jungen Jahre zurückdenke, sehe ich, daß ich mit dem Gedanken aufgewachsen bin, nur meine Mutter hätte mich wirklich lieb. Alle anderen stellten irgendwelche Bedingungen. Meine Tante beispielsweise steckte mir hin und wieder 50 Dollar zu unter der Bedingung, daß ich sie oft besuchen oder anrufen würde. »Wenn du ein braves Mädchen bist«, sagte sie, »bekommst du eines Tages meinen Diamantring.« Andere Verwandte bemerkten, was für ein »hübsches kleines Mädchen« ich sei, und ich verstand sehr früh, daß hübsch und klein zu sein eine weitere Voraussetzung dafür war, geliebt und akzeptiert zu werden.

Im Licht dieser Hintergründe war es eine regelrechte Offenbarung für mich zu erkennen, wie tief und bedingungslos ich geliebt werde – und wie wenig mein Aussehen damit zu tun hat. Meine Beziehung zu Bob ist zum Beispiel im Lauf der Krankheitsjahre nur noch tiefer und inniger geworden, und meine grauen Haare, meine Hamsterbacken und mein pummeliger Körper waren dabei total unerheblich. Meinen Kindern, Enkelkindern und Freunden war es egal, wie ich aussah; sie wollten nur, daß ich wieder gesund wurde. Meine Mitpatienten in der Praxis von Dr. Barth und im Fred Hutchinson-Krebsforschungszentrum kannten mich gar nicht anders, und sie liebten mich so, wie ich war. Und Gott geht es natürlich weit mehr um die Schönheit meines inneren Menschen als um irgendeinen schönen oder weniger schönen Teil meines Äußeren.

Mir war schon immer klar, daß Schönheit etwas Äußerliches ist und der Schein durchaus trügen kann. Dagegen bekommt man in einer Krebsklinik, wo so viele Menschen nicht gerade hübsch anzusehen sind, ein Gefühl für wirkliche Schönheit. Denn erst im Zusammenhang mit kahlen Köpfen, einseitigen Brüsten, laserverbrannter Haut und Operationsnarben erkennt man, wie wunderbar ein gottesfürchtiger Geist und eine positive Einstellung sein können.

Weil es mir so viel schwerer als erwartet fiel, mit meinem veränderten Aussehen fertig zu werden, war ich zutiefst gerührt von dem, was ein Mann namens Terry Healey, der ebenfalls unter einer Krebserkrankung litt, geschrieben hatte. Dieser arme Mann hatte viel Schlimmeres durchgemacht als ich. Wegen mehrerer Tumoren im Gesicht mußte er sich mit Anfang Zwanzig einer Gesichtsoperation unterziehen, die ihn massiv entstellte; er verlor dabei die halbe Nase, die halbe Oberlippe und die Knochen einer Gesichtshälfte. Durch plastische Chirurgie konnte man ihn lediglich in etwa »straßentauglich« machen. Doch Terry Healey gab nicht auf; er heiratete und führte ein sinnvolles Leben, indem er anderen Krebsopfern diente. »Wir haben alle mit Unsicherheiten der einen oder anderen Art zu kämpfen«, schrieb er. »Bei mir war etwas extrem Schreckliches nötig - etwas, was mich in die tiefsten Tiefen des Selbstwertgefühls führte –, um zu erkennen, daß es gerade die Kriegsverwundungen sind, die einen Menschen interessant machen. Sie sind es, die uns weise machen und uns bewußt werden lassen, wie kostbar und wertvoll das Leben in Wirklichkeit ist. Sie sind es auch, die uns auf die unvermeidlichen Nöte, die vor uns liegen, vorbereiten.«[1]

Ein solches Zurechtrücken des Blickwinkels ist ein weiteres Geschenk, das uns die Heuschreckenjahre machen können. Nicht nur, daß unser Geist zur Demut, unser Herz zum Erbarmen und unsere Hände zum Loslassen von Dingen geöffnet werden,

[1] Terry Healey, »At Face Value: My Struggle with a Disfiguring Cancer« on Steve Dunn's, CancerGuide website, http://www.cancerguide.org/thealey_story.html.

die wir all zu fest gehalten haben – eine Zeit des Verlustes kann auch unsere Augen für das wirklich Wunderbare und Schöne öffnen, das in jedem einzelnen Tag, und sei er noch so gewöhnlich, liegt.

Wenn ich heute zurückschaue, frage ich mich, ob ich die vielen Jahre in Gesundheit und Kraft, die der Herr mir geschenkt hatte, wirklich gebührend geschätzt habe. Habe ich wirklich verstanden, was für ein wunderbares Geschenk es ist, gesund und stark zu sein? Habe ich tatsächlich begriffen, wie schön die Welt ist, wie blau der Himmel sein kann und wie wertvoll jeder Mensch ist, dem ich begegne?

Selbst jetzt, da es mir schon viel besser geht, kann es vorkommen, daß ich mir beim Anblick von jemand in meinem Alter, der sehr dynamisch und voller Kraft zu sein scheint, lange Spaziergänge unternimmt, joggt oder Rad fährt, die Frage stelle: Sieht er überhaupt all das Schöne, das um ihn ist? Genießt er es, einfach aktiv sein zu können? Ich weiß jetzt, da ich auf dem Weg der Besserung zu sein scheine, daß meine Augen weit geöffnet sind und ich alles so viel mehr schätze. Jeder Augenblick hat seinen eigenen Glanz. Bei jedem Menschen, dem ich begegne, bei allem, was ich tue, denke ich: »Vielleicht ist es ja das letzte Mal.«

Im vergangenen Herbst machten mein Mann und ich einen Ausflug nach Neuengland und übernachteten in einem hübschen kleinen Gasthaus in Freeport/Maine. Ich hatte meine helle Freude an den schneeweißen Tischtüchern und Servietten, genoß das tolle Frühstücksbüffet und den ungewöhnlich warmen Wind. Wir fuhren hinaus aufs Land, und ich war regelrecht überwältigt von dem herrlichen Spätsommertag mit seinem blauen Himmel und den leuchtend bunten Blättern, die so federleicht auf die stillen grünen Wiesen herabschwebten. Auf einer Brücke, die über eine Schlucht führte, hielten wir an und schauten hinunter in das Wasser, das tief unter uns floß.

Ich weiß, es mag phrasenhaft klingen, aber ich meine es ernst: Während ich dort saß und die wunderschöne Landschaft betrachtete – die Schmerzen von der Gürtelrose brannten immer noch stark –, dachte ich: »Wenn mein Leben nie wieder besser wird als jetzt, dann ist es in Ordnung.« Ich wußte so gut, was ich verloren hatte – und wie schnell ich es verloren hatte –, daß ich das, was ich jetzt hatte, um so mehr schätzte.

Nein, ich bin nicht mehr die Frau, die ich vor vier Jahren war. Und obwohl es wehmütige Momente gibt, in denen ich sie echt vermisse – mein altes Leben vermisse –, weiß ich doch, daß ich nicht mehr zurück möchte. Denn in diesen vom Verlust gekennzeichneten Heuschreckenjahren habe ich ebensoviel gewonnen wie ich verloren habe.

Ja, ich habe meine Gesundheit und mein gutes Aussehen verloren. Aber ich habe ein besseres Gefühl dafür gewonnen, wer ich bin und wer Gott ist. Ich bin dem Herrn näher gekommen, habe seine Gegenwart verspürt, mich in seine starken Arme geschmiegt, habe seine tröstenden Worte in meinem Herzen vernommen und seine Stimme, die mir sagte: »Emilie, ich bin noch nicht fertig mit dir. Laß uns zusammenstehen und gemeinsam weitersagen, was ich in deinem Leben getan habe.«

Ja, ich habe meinen Vortragsdienst und einen Großteil unseres Geschäftes verloren. Aber dafür habe ich ein größeres Vertrauen zu Gott gewonnen und weiß, daß er das, was nach seinem Willen in unserem Leben geschehen soll, auch geschehen lassen wird. (Und wir bekommen bereits Angebote von Leuten, bei denen ich in Zukunft sprechen soll.) Ich verspüre auch ganz neu den Auftrag zum Dienst an Frauen, die leiden. Ich kann es kaum erwarten, Gottes Botschaft der Gnade und Barmherzigkeit anderen Menschen zu bringen, die Leid kennengelernt haben.

Ja, ich habe die Kontrolle über meinen Körper verloren. Dafür habe ich aber die wunderbare Demut gewonnen, die folgt, wenn man sich seine eigene Schwachheit eingesteht und sich von anderen helfen läßt – das zärtliche Gefühl des Umsorgtseins.

Ja, ich habe ein gewisses Maß an Freiheit und Unabhängigkeit verloren, das zu tun, was mir gefällt. Doch dafür schätze ich nun die kleinen Freuden des Lebens um so mehr, beispielsweise einen Spaziergang um den Block – und das ist ein echter Gewinn.

Ja, ich habe die Naivität eines schmerzfreien Daseins verloren, dafür aber ein neues, tiefes Mitgefühl für leidende Menschen gewonnen – und eine neue Erkenntnis, daß ich mir mehr wünsche, Gott zu dienen, als ohne Schmerzen zu leben. Ich habe auch eine Art der Weisheit gefunden, die kommt, wenn man lernt, geduldig zu sein und vom Herrn Trost zu empfangen. Ich bekam eine schöne Karte von einem Mann, dessen Tochter ohne seinen Segen heiraten will. Er schrieb: »Ach, könnten wir doch weise werden, ohne Schmerzen erleben zu müssen!« Und ich dachte: »Manchmal könnte ich auch ein bißchen weniger Weisheit vertragen!« Trotzdem wußte ich, daß er recht hatte, und konnte nicht anders, als Gott zu danken - sogar für die Schmerzen von meiner Gürtelrose.

Ich habe viel von meiner Kraft und Vitalität verloren, dafür aber das Geschenk Gottes, genug Kraft für jeden neuen Tag zu haben, ganz neu schätzen gelernt. Es ist mir erneut bewußt geworden, daß ich, egal was geschieht, immer noch ich bin und daß ich geliebt werde, auch wenn ich überhaupt nichts leisten kann.

Ja, ich habe wirklich viel verloren. Doch dafür habe ich eine ganz neue Dankbarkeit für das gewonnen, was ich behalten durfte - meine Familie, meinen Glauben -, und ein stärkeres Wissen um das, was mir nicht genommen werden kann. Und zu dem allen bin ich auf dem besten Weg, wiederhergestellt zu werden.

Das ist das wunderbare Geschenk, das Gott zusätzlich zu allen mit den Heuschreckenjahren verbundenen Geschenken zu geben vermag. Es wird uns zwar für das Diesseits nicht garantiert, geschieht aber dennoch sehr oft. Bei Hiob war es so, und bei mir ist es auch so. Bob und ich haben heute wirklich den Eindruck, daß Gott uns die Jahre, die die Heuschrecken gefressen haben, wiedererstatten will.

Zum ersten Mal nach vier Jahren konnten wir 2001 wieder ein Weihnachtsabendessen in unserem Haus veranstalten. Neue Nachbarn wie auch alte Freunde hatten wir dazu eingeladen. Ganz besonders war es unser Wunsch, Menschen zu erreichen, die Christus noch nicht kannten. Wir servierten unsere traditionellen Waffeln und ein paar neu hinzugekommene Gerichte. Danach zündeten wir, wie wir es schon so oft getan hatten, Kerzen an und baten unsere Gäste, ein paar Gedanken zum Weihnachtsfest oder ein spezielles Weihnachtserlebnis mit uns zu teilen.

Tränen liefen über meine Wangen, als ich mich an jenem Abend in unserem gemütlichen, von Kerzen erhellten Wohnzimmer umschaute und neue und vertraute Gesichter betrachtete. So vieles hatte sich in den vergangenen Jahren bei uns verändert. So vieles hatten wir verloren. Und doch war das, was ich sah, eine Erfüllung der Zusage der Treue unseres Gottes.

Natürlich gibt es keine Garantie dafür, daß nicht weitere Zeiten des Verlustes kommen werden. Vielmehr müssen wir für die Zukunft gewiß damit rechnen. Bob und ich, wir werden beide älter, und damit sind unweigerlich bestimmte Verlusterfahrungen verbunden. Es kann auch sein, daß unseren Lieben irgend etwas zustößt, und wenn wir nicht gemeinsam bei einem Unfall ums Leben kommen, wird einer von uns beiden zwangsläufig ohne den Partner weiterleben müssen. Zudem steht uns beiden der Tod bevor, diese letzte, endgültige Verlusterfahrung auf dieser Erde.

Doch selbst dann haben wir die Verheißung der Wiederherstellung – einer Wiederherstellung ohne jegliche Narben. Wir werden mit großer Dankbarkeit einen neuen, unverweslichen Körper in Empfang nehmen und für ewig mit unserem Herrn und Erlöser im Himmel leben.

Ich weiß nicht, wie es Ihnen geht, aber ich kann es kaum erwarten, dieses endgültige, herrliche Geschenk in Händen zu halten.

MEIN LIEBER FREUND,

befinden Sie sich vielleicht gerade jetzt an einem Punkt in Ihrem Leben, wo Sie das Gefühl haben, platt gewalzt, niedergeworfen und von Kummer und Schmerz überwältigt zu sein? Vielleicht hört es sich in diesem Moment nicht gerade tröstlich an, wenn ich Ihnen sage, daß Sie ein Erstkandidat für göttliche Wiederherstellung sind. Aber Sie sind es.

Ganz gleich, ob Ihre Verluste klein oder groß sind, für Sie sind sie real und wichtig. Es ist vollkommen in Ordnung, wenn Sie um die Jahre trauern, die die Heuschrecken in Ihrem Leben fressen oder gefressen haben – auch wenn Sie Gott vertrauen, daß er das Wesentliche bewahren und Ihrem Leben Schönheit und Fülle wiederschenken wird. Vergessen Sie nicht, Liebe ist eine Grundvoraussetzung für Schmerz. Wenn Sie nicht lieben würden, würden Sie nicht wirklich den Verlust betrauern. Daß Sie also in einer Zeit des Verlustes Leid empfinden, ist in Wirklichkeit der Beweis für Ihre Liebe – und Liebe ist immer etwas Gutes.

Wenn Sie nicht schon begonnen haben, die Absichten Gottes in der Zeit Ihres Verlustes zu erkennen, wäre es vielleicht gut, sich zu fragen: Gibt es etwas, was ich in dieser Situation lernen soll? Vielleicht in bezug auf Demut? Auf Erbarmen? Auf Dankbarkeit? Oder auf Loslassen?

Ich bitte Sie, sich bewußt für Gottes Wirken zu öffnen. Seien Sie bereit, demütig zu lernen. Öffnen Sie Ihr Herz für andere. Öffnen Sie Ihre Augen. Öffnen Sie Ihre Hände und lassen Sie los, was Sie bis jetzt allzu festgehalten haben. Überlassen Sie Bitterkeit und Groll ruhig den Heuschrecken zum Fraß. Sie können es sich nicht leisten, Ihre Kraft mit Negativem zu verschwenden. Konzentrieren Sie sich lieber auf die Hoffnung und auf Ihre zukünftigen Möglichkeiten.

Und denken Sie daran, egal, was Ihnen gegeben oder genommen wird, der Herr hat trotzdem alles unter Kontrolle. Gott, der Vater, der Sohn und der Heilige Geist wird immer bei Ihnen sein. Er wird für Sie sorgen, mit Ihnen Leid tragen und Sie auf Wegen des Friedens leiten.

Ich wünsche Ihnen Gottes reichen Segen!

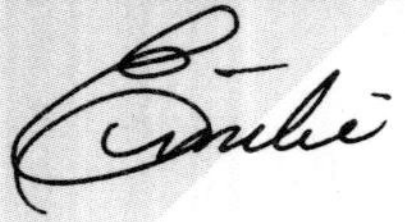

GOTTES GESCHENK DER WAHRHEIT FÜR IHRE HEUSCHRECKENJAHRE

- Gott tut manches von seiner besten Arbeit in Zeiten des Verlustes.
- Heuschreckenjahre können Sie Demut, Mitgefühl und Dankbarkeit lehren, wenn Sie es zulassen. Doch die wichtigste Lektion kann die sein, loszulassen und weiterzugehen.
- Der Mann der Schmerzen, der um unsertwillen alles verloren hat, geht mit Ihnen durch Zeiten von Schmerz und Verlust.
- Es ist unmöglich, ganz ohne Narben durchs Leben zu kommen. Aber Sie haben die Verheißung göttlicher Wiederherstellung, und darauf ist Verlaß.

KAPITEL FÜNF

In seiner Gegenwart leben

Herr, zu dir rufe ich, eile zu mir! Höre auf meine Stimme, wenn ich zu dir rufe! Laß als Rauchopfer vor dir stehen mein Gebet, das Erheben meiner Hände als Speisopfer am Abend ... Auf dich, Herr, mein Herr, sind meine Augen gerichtet, bei dir suche ich Zuflucht. Gib meine Seele nicht dem Tode preis.

Psalm 141,1-2.8

Wenn du aber betest, so geh in deine Kammer, und nachdem du deine Tür geschlossen hast, bete zu deinem Vater, der im Verborgenen ist, und dein Vater, der im Verborgenen sieht, wird dir vergelten.

Matthäus 6,6

Seid um nichts besorgt, sondern laßt in allem durch Gebet und Flehen mit Danksagung eure Anliegen vor Gott kundwerden; und der Friede Gottes, der allen Verstand übersteigt, wird eure Herzen und eure Gedanken bewahren in Christus Jesus.

Philipper 4,6-7

5

In seiner Gegenwart leben

Fünfzehn Minuten mit Gott ... und wie mehr daraus wurde

Seit vielen Jahren war mir die Zeit in meiner »Gebetskammer« überaus wichtig. Doch ich hätte nie gedacht, daß ich einmal in meinem *Wandschrank* beten würde.

Es begann kurz vor meinem Geburtstag im April, ein knappes Jahr nach meiner Kochenmarktransplantation. Bob und ich wohnten in Newport Beach, und wir hatten einen Termin bei Dr. Barth für den nächsten Vormittag vereinbart.

»Liebling, ich möchte gern, daß wir dir etwas Neues zum Anziehen kaufen«, sagte Bob zu mir. »Du lebst praktisch nur noch in deiner Krebskleidung, und ich glaube, etwas Neues würde deiner Seele guttun und dich aufmuntern.«

Im Grunde hatte er recht. Schon seit drei Jahren trug ich kaum etwas anderes als weite, bequeme Sweat-Shirts und -Hosen. Doch um ehrlich zu sein: Neue Kleider waren so ziemlich das letzte, was ich haben wollte. Es war die Zeit, in der die Nervenschmerzen von der Gürtelrose eine ständige Qual waren und meine Kleidung deshalb nicht locker und bequem genug sein konnte. Auch zum Einkaufen hatte ich wirklich keine große Lust.

Trotzdem war es natürlich lieb von Bob, an so etwas zu denken. Also beschlossen wir, nach meinem Arzttermin am nächsten Morgen zuerst in einem Restaurant zu frühstücken und dann zum Fashion Island, unserem lokalen Einkaufszentrum, zu fahren und uns dort umzusehen.

Doch noch bevor wir dort waren, sah ich etwas, was ich viel lieber haben wollte als neue Kleider.

Wo ich es fand? Ausgerechnet in einer Toilette! Das Restaurant, in dem wir unser Frühstück einnahmen, ist ein nettes, kleines Lokal, so etwas wie eine Kombination aus Antiquitätenladen und Restaurant, und die meisten Einrichtungsgegenstände kann man käuflich erwerben. Während Bob und ich auf unser Essen warteten, ging ich kurz zur Toilette, und dort fiel mir ein entzükkender kleiner Stuhl ins Auge. Er hatte kurze Beine und eine sanft geneigte Rückenlehne. Als ich ihn sah, schlug mein Inneres sofort Alarm und signalisierte mir, daß er den perfekten Gebetsstuhl abgeben würde.

Ich holte Bob, damit er sich den Stuhl anzuschaute, und erklärte ihm, daß ich viel lieber so einen Stuhl hätte als ein paar Kleidungsstücke, die ich ja doch nach einiger Zeit in die Altkleidersammlung geben würde. Mein Mann war vor Verlegenheit ganz rot geworden, weil ich ihn in die Damentoilette geführt hatte; doch er lächelte und stimmte mir zu, daß es wirklich ein hübscher kleiner Stuhl sei.

Einige Tage später wachte ich morgens auf und trottete zu unserem großen begehbaren Wandschrank hinüber, um mir einen bequemen Hausanzug zu holen. Ich knipste das Licht an – und stieß einen lauten Schrei aus: »Ach, du meine Güte!«

Dort im Schrank stand der kleine Stuhl aus dem Restaurant. An ihn gelehnt fand ich meinen herzförmigen Gebetskorb mit meiner Bibel und dem Gebetsheft. Und auf dem Stuhl lag ein Zettel, auf dem in Bobs Handschrift die Worte zu lesen waren: »Meiner wunderbaren Frau einen herzlichen Glückwunsch zum Geburtstag.«

Unwillkürlich kamen mir die Tränen. *Er liebt mich immer noch*, dachte ich. *Trotz meines dicken Gesichts, der Hamsterbakken, des aufgedunsenen Körpers, der grauen Haare und der wunden Stellen in meinem Mund liebt er mich. Wie lange muß er nun schon für mich sorgen, hinter mir her saubermachen, mir Pillen und Spritzen geben – und doch hat er mich noch lieb und betrachtet mich als seine wunderbare Frau.*

Bestimmt können Sie jetzt verstehen, warum ich diesen kleinen Stuhl in meinem Wandschrank so liebe! Doch es steckt noch mehr hinter der Geschichte.

Ich kann sagen, daß mir das Gebet seit vielen Jahren sehr wichtig ist. Seit ich mit 16 Jahren mein Leben Christus anvertraut habe, war es immer mein Wunsch, regelmäßig Zeit mit dem Herrn zu verbringen, und ich habe im Lauf der Jahre Wege gefunden, wie ich die Gebetszeit zu einem festen Bestandteil meines Tagesablaufs machen konnte. Als vielbeschäftigte junge Mutter merkte ich bald, daß Gebet und stille Zeit sehr leicht aus meinem Programm hinausgedrängt werden konnten, deshalb erfand ich einige praktische Strategien, um dieses Problem zu überwinden.

Da meine Tage so ausgefüllt und zerstückelt verliefen, dachte ich, ich würde wahrscheinlich treuer beten können, wenn die Abschnitte nicht zu lang wären; so konzentrierte ich mich darauf, mir zunächst fünfzehn Minuten pro Tag zu nehmen, um mit Gott allein zu sein. Außerdem stellte ich fest, daß es einfacher war, regelmäßig stille Zeit zu halten, wenn ich alles, was ich dazu benötigte, in einem kleinen Korb aufbewahrte, den ich überallhin mitschleppen konnte, und das, wofür ich beten wollte, in einem Heft niederschrieb.

Über die Jahre haben mir der Gebetskorb und das Gebetsheft geholfen, mit meinem Gebetsleben auf Kurs zu bleiben. Wenn ich den Korb neben einem Stuhl stehen sah, erinnerte mich das daran, ihn aufzuheben und mir einen Platz zu suchen, an dem ich mit Gott reden konnte. Das Gebetsheft wiederum erinnerte mich an Menschen, für die ich versprochen hatte zu beten, an Dinge, für die ich beten mußte, und an das, was ich bereits im Gebet vor Gott gebracht hatte. Meine Bibel und manchmal auch ein Andachtsbuch halfen mir, meine Gedanken zu konzentrieren und mein Herz auf Gott auszurichten. In meinem Gebetskorb befand sich immer ein Päckchen Papiertaschentücher, weil ich beim Beten manchmal so bewegt war, daß ich weinen mußte. Außerdem bewahrte ich etliche Briefkarten, einen Kugelschreiber und einige Briefmarken darin auf für den Fall, daß ich mich geleitet fühlte, ein paar Zeilen des Trostes oder der Ermutigung an jemand zu schreiben. Manchmal enthielt der Korb ein Sträußchen Seidenblumen, das mich an den Duft der Liebe Gottes erinnern sollte. Manchmal steckte ich auch ein kleines Andenken hinein, wie z. B. ein Bild, das eines der Enkelkinder für mich gemalt hatte, oder einen lieben Gruß von einer Freundin.

Während ich Jahr um Jahr mit den Dingen in meinem Gebetskorb arbeitete, spürte ich, wie mein Glaube wuchs. Meine Freude in der Gegenwart meines himmlischen Vaters nahm zu, während ich regelmäßig Zeit mit ihm verbrachte. Als die Kinder größer wurden und mein Tagesrhythmus sich veränderte, wurde die Viertelstunde mit Gott manchmal etwas ausgedehnt. Es konnte eine halbe Stunde daraus werden – gelegentlich sogar noch mehr.

Dann kam Jennys Scheidung – ein Schlag, der unsere ganze Familie auseinanderzureißen drohte. Wieviel Sorgen machte ich mir um meine Tochter, die ihren Glauben und alles, was sonst noch wichtig war, über Bord geworfen zu haben schien. Wie leid tat es mir für ihre drei Kinder, die nun versuchen mußten, mit ihren zerrütteten Familienverhältnissen klarzukommen – und mit einer Mutter, die so sehr mit ihrer eigenen Not beschäftigt war, daß sie sich nicht auch noch um den Schmerz der Kinder kümmern konnte. Auch um Bob machte ich mir große Sorgen, der so wütend auf Jenny war, daß er kaum sprechen konnte. Dazu kam der Kampf mit meinen eigenen widersprüchlichen Gefühlen von Zorn, Scham und Liebe.

Plötzlich merkte ich, daß eine Viertelstunde Gebet am Tag – selbst eine »lange Viertelstunde« – einfach nicht ausreichte. Damals begann ich, meine täglichen Spaziergänge als zusätzliche Gebetszeiten zu nutzen. Auch hier fand ich etwas, was mir half, meinen Gebeten eine bestimmte Richtung zu geben. Ich benutzte ein kleines Büchlein von Lee Roberts mit dem Titel *Praying God's Will for My Daughter* (»Gottes Willen für meine Tochter beten«), eine Zusammenstellung von Bibelversen in Gebetsform. Für mindestens 45 Minuten täglich, während ich an dem Bewässerungskanal in der Nähe unseres Hauses entlangging, benutzte ich diese Bibelgebete als Vorlage, um meine Gedanken und Sorgen vor Gott zu bringen. Wochen wurden zu Monaten und Monate zu Jahren, während ich mich durch das Buch betete. Als ich damit fertig war, fing ich wieder von vorne an.

Was hier passierte, war natürlich, daß meine Angewohnheit, in normalen Zeiten regelmäßig Zeit mit Gott zu verbringen, mich dazu trieb, in einer akuten Notlage *noch mehr* Zeit mit ihm zu verbringen. Obwohl ich schon immer von der Wichtigkeit des Gebets überzeugt gewesen war, lernte ich, als die Not kam, etwas

Neues in bezug aufs Beten: Wenn das Leben schwierig wird, tut man gewöhnlich das, was man vorher auch getan hat, in verstärktem Maß.

Denken Sie einmal darüber nach. Wenn Sie ein Trinker sind, was tun Sie in Zeiten von großem Streß, Sorge oder Angst? Sie trinken noch mehr.

Wenn Sorge oder Angst Sie normalerweise zum Kühlschrank dirigieren, wohin gehen Sie dann erst recht, wenn es wirklich ernst wird?

Weil ich es gewohnt war, regelmäßig in Gottes Gegenwart zu treten, ihm meine Sorgen und Anliegen zu bringen und auf seine Stimme zu hören, merkte ich, als es schwierig wurde, daß ich mich mehr nach solchen Zeiten der Begegnung mit Gott sehnte als sonst. So wurde aus der normalen täglichen Viertelstunde in jenen beunruhigenden Jahren eine Stunde oder länger.

Doch die Gebetszeiten am Kanal waren nicht nur Fürbitte für Jenny und ihre Situation. Sie dienten vielmehr auch dazu, mich auf die zukünftige Not und auf eine andere Art von Gebet vorzubereiten - eine Gebetsart, die mich durch meine Krankheit hindurchtragen würde.

Als nämlich der Krebs unser Haus traf - wohlgemerkt, diese Krankheit betrifft nicht nur den einzelnen, sondern die ganze Familie -, rannte ich ganz instinktiv zu meinem himmlischen Vater. Und Bob tat das gleiche. Vom Anfang unserer langen und verwirrenden Reise durchs Krebsland an stiegen von unserem Haus inbrünstige und beständige Gebete zu Gott empor.

Dr. Larry Keefauver legt uns in seinem wunderbaren Buch *When God Doesn't Heal Now* (»Wenn Gott nicht gleich heilt«) eine hilfreiche Liste von Möglichkeiten vor, wie wir Christen beten können. Wir sollen, so sagt er:

- demütig beten
- mutig beten und uns nicht im Glauben beirren lassen
- anhaltend beten
- im Glauben für unsere Not beten
- für andere beten

- mit Danksagung beten
- in Gottes Namen und nach seinem Willen beten
- beten, um zu empfangen
- in Übereinstimmung mit anderen beten
- Gottes Wort beten[2]

Diese Ratschläge haben wir beim Gebet alle befolgt und wahrscheinlich der Liste noch ein paar weitere Punkte hinzugefügt. Wir beteten um Führung - egal, ob es darum ging, den richtigen Arzt zu finden, in eine andere Stadt umzuziehen, unser Geschäft zu veräußern oder Entscheidungen in bezug auf diverse Behandlungsmöglichkeiten zu treffen. Wir beteten um Kraft - für uns beide, um mit den aufreibenden Veränderungen in unserem Leben fertig zu werden, für mich, um die unangenehmen Nebenwirkungen der Behandlungen ertragen zu können, und für Bob, um das beträchtliche Arbeitspensum, dem er sich als pflegender Angehöriger gegenübersah, bewältigen zu können. Wir beteten für unsere Kinder und Enkelkinder und alle anderen, die uns liebhatten und sich um uns sorgten. Als wir mehr und mehr Menschen kennenlernten, die ebenfalls an Krebs litten, beteten wir auch für sie. Und natürlich beteten wir intensiv um meine Heilung. Wir beteten wieder und immer wieder und setzten eine Bitte nach der anderen an der Himmelstür ab.

Wenn immer wir konnten, taten wir uns mit anderen Christen zusammen, und unsere Herzen fanden sich im gemeinsamen Gebet. Fast jeder Besuch endete mit einem Gebetskreis, indem Menschen, denen wir wichtig waren, unsere Hände nahmen und zusammen mit uns vor Gottes Thron traten. Zweimal befolgten wir die Anweisung des Apostels aus Jakobus 5 und riefen die Ältesten der Gemeinde, die für meine Heilung beteten und mich mit Öl salbten - eine wirklich schöne, bewegende Erfahrung.

Aber es gab noch eine andere Art des Betens, die ich ganz allein immer mehr anzuwenden begann, besonders in den dunk-

---

[2] Larry Keefauver, *When God Doesn't Heal Now* (Nashville: Thomas Nelson, 2000), S. 69.

len Nachtstunden, in denen ich vor Schmerzen und Sorgen nicht schlafen konnte. Ich gewöhnte mich daran, einfach in der Gegenwart des Herrn zu sein, meine Angst mit ihm zu teilen und ihm zu sagen, wie es mir ging. In Gedanken kuschelte ich mich an meinen Vater im Himmel und lehnte meinen Kopf an seine Schulter. Und wenn ich tagsüber auf der Couch lag, zu schwach und mit zuviel Schmerzen, um mich zu bewegen, unfähig, meine Augen zu fokussieren oder wegen der wunden Stellen in meinem Mund zu sprechen, ruhte ich einfach im Herrn, war mir seiner Nähe bewußt und vertraute ihm, daß er mich durchtragen würde.

Was ich in jenen schweren Tagen lernte, war, daß Schmerzen uns näher zu Gott bringen können. Nicht, weil Schmerzen an sich etwas Gutes sind, sondern weil sie uns einen stärkeren Ansporn geben können, nach Gott und seiner Gnade Ausschau zu halten. Es gibt einen gewissen Schmerzpegel, bei dem man nur die Wahl hat, sich entweder Augenblick für Augenblick auf Gottes Gnade zu stützen – oder aus dem Fenster zu springen und seinem Leben ein Ende zu setzen. Ich entschied mich für das erstere und entdeckte, daß Gottes Gnade wirklich genügt. Diese Gnade erlebte ich in seiner liebevollen Gegenwart. Sie war beinahe körperlich spürbar, und zwar dort neben meinen Schmerzen. Ich glaube wirklich, daß Gott meine Schmerzen dazu benutzt hat, mich näher und näher zu sich zu ziehen – obwohl es zugegebenermaßen auch Zeiten gab, in denen ich mich fragte, wieviel näher ich ihm noch kommen müsse.

Ich kam beim Beten sogar an den Punkt, wo ich Gott aufrichtig für meine Gürtelrose dankte, denn ohne sie hätte ich seine Liebe nie so stark erleben können, daß sie mich selbst durch die schlimmsten Schmerzen, die ich jemals verspürt hatte, hindurchtrug. (Doch nachdem ich Gott dafür gedankt hatte, fragte ich ihn nochmals höflich, ob er sie mir bitte wegnehmen könne.)

Zu dieser Zeit waren die fünfzehn Minuten Gebet pro Tag allerdings schon in weite Ferne gerückt. Oft konnte ich aufgrund der starken Medikamente gar keine richtige Andacht mehr halten. Ich hatte nur ganz selten die Kraft oder Konzentrationsfähigkeit, um ein Andachtsbuch zu lesen oder etwas in mein Gebetstagebuch zu schreiben, und die einzige Bibellektüre, die ich schaffte, waren die Verse, die Bob mir laut vorlas, und die sanften christlichen Lieder, die vom CD-Player kamen.

Trotzdem waren es gute Zeiten, diese langen Stunden, die ich in der Gegenwart des Herrn zubrachte, während mein Körper und die Medikamente gegen die entarteten Krebszellen ankämpften. Doch ich bin nicht sicher, ob ich überhaupt gewußt hätte, wie ich Gott finden konnte, wären da nicht die regelmäßigen Viertelstunden mit meinem Gebetskorb und die vielen Stunden am Kanal gewesen. Wenn ich nicht gelernt hätte, Gott zu vertrauen, als ich für Jenny betete, weiß ich nicht, ob ich so leicht in ihm hätte ruhen können, als es mir so schlecht ging. Hätte ich nicht sowohl seine Treue als auch sein wunderbares Wirken aus eigener Erfahrung gekannt, wer weiß, ob ich ihm weiter hätte vertrauen können, als die Heilung, für die wir beteten, so gut wie unmöglich zu sein schien.

Trotzdem will ich zugeben, daß es auf meiner langen Reise mit dem Krebs auch Tage gab, an denen selbst stille Gemeinschaft mit Gott kaum noch möglich schien. Ich war schwach, hatte ständig Schmerzen, war entmutigt, weil keine der Behandlungen, die ich erhielt, anzuschlagen schien, und enttäuscht darüber, daß ein Arztbesuch auf den anderen folgte. Ich hatte die Nase voll von Wartezimmern, Couches und überhaupt von Krankheit. Auch Bob erlebte Zeiten der Entmutigung, wenn das Beten sich einfach nicht zu lohnen schien.

In solchen Augenblicken nahm ich mir oft die vielen Briefe und Karten vor, in denen Menschen versprochen hatten, für mich zu beten. Oft konnte ich sie gar nicht lesen, weil ich meine Augen nicht richtig fokussieren konnte. Doch ich wußte, daß jede Karte ein Gebet verkörperte. So nahm ich sie eine nach der anderen in die Hand und stellte mir in Gedanken vor, wie diese Gebete als Rauchwerk zu meinem Vater im Himmel emporstiegen. Dann war ich nicht länger niedergeschlagen, sondern konnte von neuem den Kopf erheben, von neuer Hoffnung beseelt und gestärkt durch all die wunderbaren Gebete.

Als Kind liebte ich es, auf dem Spielplatz herumzutoben. Besonders gern hangelte ich mich an den Klettergerüsten von einer Stange zur anderen und kletterte bis in die Spitze. (Ach, hätte ich doch noch einmal diese Kraft und diesen Elan!) Doch manchmal brachte ich mich dabei in eine schwierige Lage, wenn ich mit den Händen an einer Stange hing - ein bißchen zu hoch, um abzuspringen, und auch nicht imstande, mich hochzuziehen oder ein Bein über die Stange zu bekommen. Ich erinnere mich noch gut an dieses panikartige Gefühl: »Hilfe, Hilfe, ich falle!« Doch dann kam gewöhnlich jemand vorbei, der mir gut zuredete und mir wieder Mut machte. Und ich fiel nicht!

Genau dieses Gefühl vermittelten mir die Gebete von anderen in den schwersten Zeiten meiner Krebsbehandlung. Sie gaben mir Auftrieb und bewahrten mich vor dem Fallen. Nie werde ich dieses Gefühl des Getragenseins vergessen, als in mir selbst nichts mehr war, was mich hätte aufrechterhalten können. Das allein reicht aus, mich leidenschaftlich an die Macht des Gebets glauben zu lassen.

Dies soll jedoch nicht heißen, daß das Gebet eine einfache Angelegenheit war, als ich Krebs hatte. Ich denke, daß Beten in Notzeiten fast immer gewisse Fragen aufwirft, denn das, was wir beten, und die Art, wie der Herr antwortet, sind manchmal ziemlich verschieden.

Was wir in den Krankenhäusern und Krebskliniken sahen und erlebten, genügte, um gelegentlich unsere Vorstellungen von Gebet ganz schön zu erschüttern. Es ist wahr, eine extreme Situation wie Krebs ist dazu angetan, einen sowohl mit der *Macht* des Gebets als auch mit den *Problemen* des Betens zu konfrontieren. Bob und ich wurden uns während der Krebsjahre der Tatsache schmerzlich bewußt, daß Gebet nicht so eine einfache Sache ist, wie manche behaupten.

Es gab Zeiten, in denen wir sofortige, positive »Resultate« unserer Gebete sehen und erleben konnten; nach einer gezielten Fürbittekampagne beispielsweise veränderte sich die Zahl meiner weißen Blutkörperchen dramatisch über den Zeitraum von wenigen Tagen. Doch genau so oft beteten wir für eine bestimmte Sache, und etwas ganz anderes trat ein. Häufig lautete die Antwort auf unsere Gebete entweder »nein« oder »noch nicht«, manchmal erlebten wir auch Totenstille.

Ich hatte ein paar Freunde, die es auf sich nahmen, ganz gezielt für meine Nervenschmerzen zu beten. Monat für Monat, Jahr für Jahr vereinigten sie ihre Bitten mit den meinen, indem sie Gott anflehten, mir Linderung und rasche Heilung zu schenken. Und Monat für Monat, Jahr für Jahr quälten mich die brennenden, stechenden Schmerzen am ganzen Körper. Erst nach zwei Jahren des Leidens fand ich etwas Erleichterung - durch einen Spezialisten, der mir starke Betäubungsmittel verschrieb. Und erst jetzt, da mein transplantiertes Immunsystem sich durchsetzt, lassen die qualvollen Symptome langsam nach.

Von Anfang an hatte ich den Eindruck, daß Gott dabei war, alle diese Bitten für meine Heilung zu erhören. Ich weiß, daß ich schon vor langer Zeit von der eigentlichen Gürtelrose geheilt worden war, daß die postherpetischen Nervenschmerzen nur noch Nachwirkungen waren, die wahrscheinlich irgendwann, wenn ich wieder zu Kräften gekommen wäre, verschwinden würden. Ich habe aber keine Antwort auf die Frage, warum gerade diese Beschwerden den vielen gezielten, inbrünstigen Gebeten so lange standhalten konnten.

Natürlich passiert so etwas auch im normalen Leben, aber in Krisenzeiten ist das Risiko einfach viel höher. Darum sind auch die Fragen manchmal viel schmerzlicher und tiefgreifender. Warum will Gott, daß wir für ganz bestimmte Dinge beten - so fragen wir uns -, wenn er ja doch tut, was er will? Sollten wir nicht lieber einfach beten, daß Gottes Wille geschieht, und es dabei bewenden lassen? Doch wenn das stimmt, warum sagt die Bibel dann, wir sollen unsere Bitten vor Gott »kundwerden« lassen? Ist das etwas anderes, als einfach unsere Bitten vorzubringen und dann anzuhängen: »Wenn es dein Wille ist«?

Das sind natürlich klassische theologische Streitfragen. Und wahrscheinlich machten Bob solche Fragen mehr zu schaffen als mir. Vielleicht hat das damit zu tun, daß er viel analytischer und kritischer denkt als ich und Dinge hinterfragt. Vielleicht war es auch die Tatsache, daß er als Gesunder die Frustration des Wartens viel stärker empfand als ich. Jedenfalls sagt er, daß es Zeiten gab, in denen wir dieselben Gebete so oft wiederholten, daß es ihm direkt langweilig wurde. Er überlegte schon, ob wir sie nicht vielleicht numerieren und damit Zeit sparen könnten: »Herr, wir bitten dich, denk' an Nummer 3, und Nummer 11 liegt uns heute wirklich auf dem Herzen.« Natürlich war das nicht ganz ernst gemeint, aber ich weiß, daß sein Verständnis von Gebet in diesen

Jahren ziemlich oft herausgefordert wurde. Und sicher empfinden auch viele andere Menschen früher oder später das gleiche.

Die harte Wahrheit ist die, daß Gottes Wege nicht unsere Wege sind und sein Zeitplan nicht unserem Zeitplan entspricht. Obschon er Gebet erhört, tut er es nicht immer so, wie wir uns das vorstellen. Gottes Wege sind geheimnisvoll, und das kann äußerst frustrierend sein, besonders wenn wir schwach sind, Angst haben und das Leben außer Kontrolle geraten zu sein scheint. Hin und wieder dauert es sehr lange, bis unsere Gebete erhört werden; auch das kann frustrierend sein. Und manchmal fällt es uns aus dem einen oder anderen Grund schwer, Gottes Nähe zu verspüren, wenn wir zu ihm beten.

Was Bob und ich in diesen Zeiten der Enttäuschung lernen mußten, war, speziell für Glauben und Durchhaltevermögen zu beten. Wir beteten um ein Zeichen, daß Gott noch in unserem Leben an der Arbeit war, und um Erkenntnis in bezug auf unsere Fragen. Und während wir so beteten, stellten wir fest, daß wir früher oder später einen Lichtblick entdeckten, der uns wieder einige Zeit durchhalten ließ.

Was uns bei den Enttäuschungen in bezug auf Gebet mit am meisten half, war die Tatsache, daß wir schon vorher betende Menschen gewesen waren und die Erhörung unserer früheren Bitten mitten in unseren frustrierenden Gebeten in bezug auf den Krebs erlebten.

An genau dem Tag beispielsweise, an dem das Magengeschwür sich so schmerzhaft bemerkbar machte, hatte ich das schöne Erlebnis, daß meine Tochter für mich betete. Soweit ich wußte, hatte diese Frau noch nie in ihrem Leben laut gebetet. Sie hatte auch noch nie für mich gebetet. Aber jetzt, da ich schreckliche Schmerzen hatte und wir noch nicht wußten, was richtig mit mir los war, sah ich die Frucht der Jahre, in denen ich immer wieder dafür gebetet hatte, daß Jenny im Glauben wachsen und eine stabile Christin werden möge.

Jennys Geschichte entwickelte sich auch weiterhin als positiver Kontrapunkt zum Verlauf meiner Krankheit und ermutigte uns immer wieder neu, an die Macht des Gebets zu glauben. Selbst als ich immer kränker wurde, als verschiedene Therapien nicht anschlugen und unsere Gebete um Heilung scheinbar nicht erhört wurden, fand ich Hoffnung in der Tatsache, daß meine Gebete für Jenny solch wunderbare Frucht trugen. Zum ersten Mal sah ich sie mit ihrer Familie regelmäßig Andacht halten. Ich sah, wieviel Weisheit und Zurückhaltung sie an den Tag legte, als sie ihren Bill kennenlernte, wie sie sich Weisung vom Herrn erbat und auch bei Menschen Rat suchte, ehe sie eine endgültige Entscheidung traf. Ich sah, wie sie und Bill vor den Traualtar traten und vor Gott gelobten, einander zu lieben und zu ehren. Und das größte Wunder für mich war, miterleben zu dürfen, wie Jenny und ihr früherer Ehemann Craig nach so viel Bitterkeit und Schmerz nach und nach eine echte Freundschaft und elterliche Partnerschaft aufbauten - bis dahin, daß die beiden mit ihren neuen Partnern mittlerweile schon zusammen essen gegangen sind und gemeinsam Golf gespielt haben.

An all den Tagen, an denen ich am Kanal in Riverside entlanggging, im Gebet Gottes Wort über meine Tochter aussprach und ihn um ein Wunder der Versöhnung zwischen ihr und Craig bat, war dies nicht das Wunder, das ich erwartete oder mir wünschte. Und doch, wenn ich sehe, was Gott Schönes aus einer wahrhaft häßlichen Situation gemacht hat, kann ich über seine Weisheit, seine Macht und seinen großen Einfallsreichtum nur staunen. Die Erhörung meiner Gebete war zwar ganz anders als gedacht, aber sie entpuppte sich als wesentlich besser und war deshalb genau die Art von Ermutigung, die Bob und ich brauchten, während wir darauf warteten, daß unsere Gebete für meine Heilung erhört wurden.

Was wir beide durch diese Erfahrung, Gebetserhörungen zu erleben, während wir gleichzeitig auf andere warteten, lernten, ist, daß Beten ein andauernder Prozeß ist - oder, genauer gesagt, Teil einer andauernden Beziehung. Und so wie jede Beziehung, an der Menschen beteiligt sind, hat auch diese ihre Höhen und Tiefen. Im Gebetsleben jedes einzelnen kann es Zeiten gesunder Kommunikation und Zeiten des Nicht-Verstehens geben, Zeiten herzlicher Gemeinschaft und Zeiten kühler Entfremdung, Zeiten tiefer Vertrautheit und Zeiten steifer Förmlichkeit.

Anders als bei einer Beziehung zwischen zwei Menschen liegen die Probleme beim Gebet natürlich nur auf einer Seite. Wir sind diejenigen, die nicht verstehen, die sich entfernen, die vergessen zuzuhören oder ganz einfach nicht hören *können*, weil wir menschlich begrenzt sind. Wir sind es, die in die Falle laufen, eine Liebesbeziehung wie einen Geschäftsabschluß zu behandeln – »Ich bete, und du mußt antworten.« Wir sind diejenigen, denen es schwerfällt, uns eine Viertelstunde am Tag Zeit für den zu nehmen, der uns am besten kennt und am meisten liebt.

Ja, vielleicht ist das größte Wunder überhaupt, daß Gott uns nicht aufgibt. Er hört nicht auf, uns zuzuhören, sich für uns zu interessieren und unsere Gebete zu erhören. Ich habe wirklich festgestellt, daß er unsere Gebete annimmt, wann immer und wie immer wir imstande sind, sie vor ihn zu bringen, und daß er auch das stockendste, unbeholfenste Gebet als ein kreatives Werkzeug zu unserer bleibenden Erlösung benutzen kann.

Selbst wenn wir ihm nur gelegentliche »Stoßgebete« schicken oder uns nur an ihn wenden, wenn wir etwas brauchen, wird er unsere Gebete hören und darauf eingehen.

Wenn wir uns nur eine Viertelstunde am Tag Zeit für ihn nehmen können, wird er unsere Treue in bezug auf diese 15 Minuten anerkennen und die Zeit dazu benutzen, uns näher zu sich zu ziehen.

Wenn wir einen bestimmten Trick brauchen, um unsere Gedanken zu konzentrieren und Disziplin in unsere Gebete hineinzubringen, wird er uns auch darin segnen.

Bei allem gilt: Je mehr Zeit wir mit Gott verbringen, um so besser werden wir ihn kennenlernen und um so ungehinderter wird seine Liebe durch unser Leben fließen.

Und hier kommt nun mein nagelneuer Gebetsstuhl in unserem Wandschrank ins Spiel.

Je mehr ich in meiner Krankheitszeit durchmachte, um so besser verstand ich, daß das Gebet etwas Wunderbares ist; um so mehr sehnte ich mich auch nach einer tieferen Beziehung mit dem Herrn. Ich wollte mehr von Gott, der bis jetzt so treu und einfallsreich für mich gesorgt hatte.

Meine Krankheit hatte mir ja bereits mehr Zeit geschenkt, die ich im Gebet verbringen konnte.

Jetzt stellte ich fest, daß ich mir auch einen besonderen Ort wünschte, an den ich gehen konnte, um mit Gott allein zu sein.

Daß ich sofort ans Gebet dachte, als ich den hübschen kleinen Stuhl in der Toilette des Restaurants sah, hatte jedoch einen ganz besonderen Grund. Als meine Freundin Donna Otto ihr Haus renovierte, baute sie hinten in einem begehbaren Wandschrank, hinter einem beweglichen Spiegel, einen kleinen Raum ein. Dieses Versteck stattete sie mit einem Ohrensessel, einem antiken Betschemel und einigen Regalen mit Andachtsbüchern aus. In dieses »Kämmerlein« konnte sie nun jederzeit gehen und die Tür hinter sich zumachen - ohne daß jemand wußte, daß sie überhaupt im Haus war.

Als Donna mir diesen Raum zeigte, war ich hellauf begeistert. *Wäre das nicht himmlisch*, dachte ich, *so eine Privatsphäre zu haben, um ungestört mit dem Herrn reden zu können!* Als wir dann in unser neues Haus in Newport Beach einzogen, fing ich an, mich nach einem Platz umzuschauen, der mir als Gebetskämmerlein dienen konnte. Ich bemerkte, daß unser großer begehbarer Wandschrank im Schlafzimmer Lamellentüren hatte und eine gute Beleuchtung obendrein. Das einzige, was ich jetzt noch brauchte, war ein Sitzplatz, und den bekam ich durch Bobs liebes Geburtstagsgeschenk.

Wenn ich also jetzt meine Gebetszeit habe, gehe ich wirklich in mein abgeschlossenes »Kämmerlein«. Ich setze mich auf meinen niedrigen Gebetsstuhl, den Gebetskorb neben mir. Er enthält immer noch mein Gebetsheft, meine Bibel, ein Andachtsbuch, Tempotücher, Kugelschreiber und Briefkarten - außerdem eine Ersatzbrille und einen kleinen »betenden« Stoffbär mit gefalteten Händen.

Wenn ich mich dort in meinem »Kämmerlein« niederlasse, um mit Gott Gemeinschaft zu haben, der mir so viel geschenkt hat, wird mir erst richtig bewußt, welch weiten Weg ich in bezug aufs Gebet zurückgelegt habe.

Als ich noch jünger war, hörte ich manchmal Menschen sagen: »Weißt du, ich bete jeden Tag mindestens eine Stunde lang«, oder: »Je weniger Zeit ich habe, desto mehr Zeit muß ich mir für Gott nehmen.« Und obwohl ich diese Marathon-Beter wirklich bewunderte, konnte ich mir so etwas für mich persönlich einfach nicht vorstellen. Ich wollte gewiß treu sein, und ich glaubte auch an Gebet. Aber, um ehrlich zu sein, wäre mir gar nicht so viel eingefallen, daß ich eine ganze Stunde lang hätte beten können. Ich konnte mir nicht vorstellen, überhaupt so lange stillzusitzen.

Nun, ich habe mich verändert. Ich bin heute so weit, daß ich buchstäblich Stunden auf meinem Gebetsstuhl zubringen könnte - und manchmal tue ich das sogar. Hin und wieder muß Bob an die Lamellentüren klopfen, um zu kontrollieren, ob bei mir alles in Ordnung ist.

Was tue ich dort im Wandschrank? Gewöhnlich erkläre ich dem Feind zuerst, daß er kein Anrecht an mich, meine Familie und mein Haus hat. Ich reinige mein Herz vor dem Herrn und bete, daß über allem sein Wille geschehen möge. Ich lese einige Zeit in der Bibel. Ich blättere mein Gebetsheft durch, nenne Menschen vor dem Herrn und bringe ihm auch meine persönlichen Bitten. Ich bete für meine fortschreitende Heilung und für Linderung meiner Nervenschmerzen. Dann sitze ich einfach da, denke nach und lasse Gott in der Stille zu mir reden. Manchmal schreibe ich Eindrücke nieder, die ich bekommen habe. Es mag der Gedanke sein, daß ich jemandem ein Briefchen schreiben oder für eine spezielle Sache beten soll. Manchmal weine ich um Freunde und Bekannte, die gegen eine Krebserkrankung oder andere schwere Umstände ankämpfen müssen. Manchmal lehne ich auch einfach meinen Kopf an die Schulter von Jesus, so wie ich es in den langen Nachtstunden während meiner Krankheit gelernt habe.

Er ist mir zum großen Segen geworden, dieser Gebetsstuhl, und ich betrachte ihn als kostbares Geschenk sowohl von meinem Bob als auch vom Herrn. Von Bobs Seite war es die Bestätigung, daß er mich immer noch liebhat. Von Gottes Seite war es ein Geschenk des Friedens, der Ort der Stille, nach dem ich mich gesehnt hatte, und eine gute Möglichkeit, ihn immer besser kennenzulernen.

Ich betrachte mein tieferes Gebetsleben in der Tat als eines der wichtigsten Geschenke, die Gott in meiner Krebskrankheit für mich bereithielt. Als ich in meiner größten Not zu ihm kam, fühlten sich Gottes Arme genauso real und vertraut an wie Bobs Hand in meiner. Als ich total verwirrt war, hörte ich seine Stimme in meinen Ohren, die mir Weisung gab. Seine Nähe war wie Balsam für meine Seele, selbst als meine Nervenenden vor Schmerz brannten. Ich ging in seiner Kraft, schlief unter seiner Obhut und verspürte seine Gegenwart auch im sterilsten Krankenzimmer. Manchmal meinte ich förmlich, ihn in meinen Zellen an der Arbeit zu sehen, und diese Nähe Gottes möchte ich nie mehr in meinem Leben missen.

In den Zeiten der größten Schwachheit habe ich aber auch die Macht der Fürbitte anderer Menschen besonders intensiv gespürt und verstehe nun viel besser als früher die Gemeinschaft im Gebet, die den Leib Christi verbindet. Mit Freuden bete ich jetzt das Vaterunser, denn ich stelle mir dabei vor, wie unzählige Christen auf der ganzen Welt mit mir zusammen die Worte beten, die Jesus uns gelehrt hat. Dies geschieht in hundert verschiedenen Sprachen, und in hundert Variationen wird »Schuld« und »Übertretung« vor Gott bekannt. Und weil ich weiß, was es bedeutet, wenn Freunde für einen beten, werde auch ich viel stärker gedrängt, für andere zu beten.

Für mich ist das Gebet nicht mehr nur eine Pflicht oder eine »gute Sache«. Es ist weitaus mehr als etwas, was man tun »sollte«. Es ist im wahrsten Sinne des Wortes eine Lebensnotwendigkeit, gleichzeitig aber auch ein heiliges Vorrecht, eine Gelegenheit, unter vier Augen Gemeinschaft mit dem Schöpfer des Universums zu haben, dem Retter meiner Seele, dem Heiler meines Körpers, der Quelle aller Liebe.

Grund genug, würde ich sagen, für all die Zeit, die ich dieser Tage in meinem »Gebetskämmerlein« zubringe.

LIEBE FREUNDIN, LIEBER FREUND,

falls Sie gerade eine schwere Zeit durchmachen, brauchen Sie das Gebet nötiger als die Erhörung, nötiger als Medizin, Freunde, Geld oder Weisheit. Egal, wie Ihre Umstände im Moment sind, Sie brauchen so viel Zeit in der Gegenwart Ihres himmlischen Vaters, wie Sie erübrigen können.

Doch wenn der Gedanke an stundenlanges Beten abschreckend auf Sie wirkt, keine Sorge! Mit dem Gebet ist es so wie mit vielen anderen Aspekten des geistlichen Lebens: Gott holt Sie dort ab, wo Sie stehen, und läßt Sie Stück für Stück wachsen. Hier ein paar Gedankenanstöße, die Ihnen helfen können, Ihre Zeit in Gottes Gegenwart sinnvoller zu gestalten.

- Um Ihren Glauben aufzubauen, schreiben Sie Ihre speziellen Gebetsanliegen auf und lassen Sie genügend Platz zum Notieren der Erhörung. Sie werden sich wundern, wie leicht man vergessen kann, was Gott bereits getan hat!

- Wenn Ihnen nicht gleich einfällt, wie oder was Sie beten können, versuchen Sie »vorzupumpen«, indem Sie Bibelverse oder Gebete, die andere geschrieben haben, laut lesen. Fällt Ihnen dann immer noch nichts ein, öffnen Sie einfach Gott Ihr Herz und lassen den Heiligen Geist für Sie sprechen.

- Nehmen Sie die Heilung oder die Lösung des Problems, die Gott dabei ist, in Ihrem Leben zu wirken, in Anspruch – selbst wenn Sie nicht sehen, daß sich diesbezüglich etwas tut. Gott ist treu. Sie können ihm vertrauen, daß er zur rechten Zeit alles für Sie zum Besten wenden wird.

- Bitten Sie alle Ihre Bekannten um Gebet – ganz besonders solche, die Ihnen als echte »Gebetskämpfer« bekannt sind. Wenn Ihnen alles zu schwer wird und Sie kaum noch durchhalten können, stellen Sie sich in Gedanken vor, wie diese Brüder und Schwestern für Sie beten.

- Sagen Sie Gott, was Sie brauchen und sich wünschen - aber seien Sie auch bereit, die Tatsache zu akzeptieren, daß Gott möglicherweise auf eine Art und Weise und zu einer Zeit antwortet, die Sie niemals erwartet hätten. Falls Sie Schwierigkeiten mit dem Gebet oder Fragen zu seiner Wirkungsweise haben, zögern Sie nicht, diese ebenfalls vor den Herrn zu bringen.
- Wenn irgend möglich, halten Sie an der Gewohnheit einer regelmäßigen Gebetszeit fest, auch wenn es nur 15 Minuten - oder 5 Minuten - am Tag sind. Sie dürfen dabei ruhig gewisse Tricks oder Gedächtnisstützen benutzen. Hauptsache, Sie vergessen es nicht und lassen sich nicht davon abbringen.

Wenn Sie diese Dinge beherzigen, wird »der Friede Gottes, der allen Verstand übersteigt, Ihr Herz und Ihre Gedanken bewahren in Christus Jesus« (siehe Philipper 4,7). Was könnten Sie auch anderes erwarten als tiefen Herzensfrieden, wenn Sie in der Gegenwart Gottes, des barmherzigen Vaters, des liebenden Sohnes und des für Sie eintretenden Heiligen Geistes sind?

Diesen Frieden wünsche ich Ihnen!

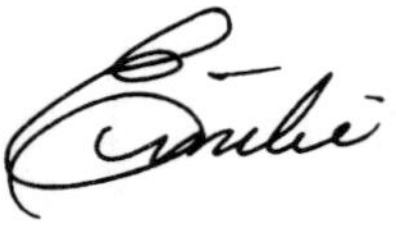

GOTTES GESCHENK DER WAHRHEIT FÜR IHRE ZEIT MIT IHM

- Gott schätzt Ihren Wunsch, zu ihm zu kommen - in welcher Form auch immer Sie das tun.
- Treue im Gebet ist Gott wichtiger als die Länge des Gebets. Doch je näher Sie dem Herrn kommen, um so wahrscheinlicher ist es, daß Ihre Gebetszeit länger wird.
- Wenn Sie es zulassen, können Zeiten der Not Ihr Gebetsleben reifer machen.
- Das Gebet zeigt Wirkung, auch wenn Sie voller Fragen stekken. Scheuen Sie sich nicht, Ihre Fragen und Zweifel vor Gott zu äußern.
- Vergessen Sie nicht, beim Beten auch zu danken. Das ist nicht nur eine Frage des Anstands, sondern ein Gedenken daran, wie sehr Gott Sie bereits gesegnet hat.

KAPITEL SECHS

Bewölkt mit sonnigen Abschnitten

Laß mich Fröhlichkeit und Freude hören, so werden die Gebeine frohlocken, die du zerschlagen hast. Verbirg dein Angesicht vor meinen Sünden, und tilge alle meine Schuld. Erschaffe mir, Gott, ein reines Herz, und erneuere in mir einen festen Geist! Verwirf mich nicht von deinem Angesicht, und nimm deinen Heiligen Geist nicht von mir. Laß mir wiederkehren die Freude deines Heils, und stütze mich mit einem willigen Geist!

Psalm 51,10-14

Denn der Herr wird Zion trösten, trösten alle seine Trümmerstätten. Und er wird seine Wüste wie Eden machen und seine Steppe wie den Garten des Herrn. Jubel und Freude wird man darin finden, Lobpreis und Stimme des Gesanges ... Und die Befreiten des Herrn werden zurückkehren und nach Zion kommen mit Jubel, und ewige Freude wird über ihrem Haupt sein. Sie werden Wonne und Freude erlangen, Kummer und Seufzen werden entfliehen.

Jesaja 51,3.11

Wahrlich, wahrlich, ich sage euch, daß ihr weinen und wehklagen werdet, aber die Welt wird sich freuen; ihr werdet traurig sein, aber eure Traurigkeit wird zur Freude werden. Die Frau hat Traurigkeit (oder: Schmerz), wenn sie gebiert, weil ihre Stunde gekommen ist; wenn sie aber das Kind geboren hat, gedenkt sie nicht mehr der Bedrängnis, um der Freude willen, daß ein Mensch zur Welt geboren ist. Auch ihr nun habt jetzt zwar Traurigkeit, aber ich werde euch wiedersehen, und euer Herz wird sich freuen, und eure Freude nimmt niemand von euch.

Johannes 16,20-22

6

Bewölkt mit sonnigen Abschnitten

Wie man in Zeiten der Trauer Trost und Freude findet

Um ganz ehrlich zu sein: Krebs zu haben, hat mir wirklich keinen Spaß gemacht.

Die Symptome waren furchterregend, lästig und manchmal unerträglich. Die Behandlung war alles andere als lustig. Auf die Nebenwirkungen und die mit der Krankheit verbundenen Syndrome - wie die Gürtelrose - hätte ich gut und gerne verzichten können. Ich war absolut nicht scharf auf die Art und Weise, wie der Krebs mein Leben komplett veränderte und auf den Kopf stellte, und ich haßte besonders die langen, dunklen, quälenden Nächte.

Tatsache ist, daß an einer lebenzerstörenden Krankheit oder einer schmerzhaften Therapie von Natur aus nichts Erhebendes ist, und wenn ich die Wahl gehabt hätte, hätte ich lieber um beide einen großen Bogen gemacht. (Ich bin sicher, daß jemand, der unter einer klinischen Depression, einer schmerzlichen Scheidung oder einem verheerenden finanziellen Rückschlag leidet, etwas Ähnliches sagen würde.)

Wenn Sie mich also fragen, ob meine Reise durchs Krebsland eine freudige oder tröstliche Erfahrung war, muß ich ganz klar nein sagen.

Wenn Sie mich aber fragen, ob ich während dieser vier Jahre Trost und Freude *erlebt* habe, fällt meine Antwort ganz anders aus. Denn selbst inmitten von Furcht, Schmerzen und gelegentlicher Verzweiflung war der Trost real, die Freude unverkennbar und die Hoffnung unerschüttert.

Jawohl, es gab Zeiten, in denen die Finsternis förmlich über mir zusammenschlug, ich nicht den kleinsten Freudenschimmer mehr sah und mein einziger Trost die schwache Hoffnung war, daß mein Leben bestimmt nicht immer so bleiben würde. Es gab Augenblicke, in denen ich buchstäblich weder aus noch ein wußte. In solchen Zeiten war ich definitiv nicht allzu fröhlich!

Doch wo steht in der Bibel geschrieben, daß wir immer lächeln, immer vergnügt und obenauf sein sollen? Eher das Gegenteil ist der Fall. Die Bibel nimmt kein Blatt vor den Mund bezüglich der schlimmen Dinge, die in unserem Leben passieren können. Und nirgends werden diejenigen, denen Schlimmes widerfahren ist, aufgefordert, sich zu verstellen und ein fröhliches Gesicht zu machen.

Denken wir an Hiob, der seine Kinder, seinen gesamten Besitz und noch dazu seine Gesundheit verloren hatte. Er saß, mit Geschwüren bedeckt, auf einem Aschehaufen, kratzte sich mit einer Tonscherbe und weigerte sich, denen recht zu geben, die behaupteten, er habe seine Probleme selbst verschuldet.

Denken wir an David, der von seinen Feinden gejagt wurde und nicht wußte, was die Zukunft bringen würde. Er versteckte sich in Höhlen und schüttete dem Herrn in Psalmen sein Herz aus.

Denken wir an die Israeliten fern der Heimat. Man hatte sie in die Verbannung geführt, und nun zwang man sie, im fremden Land fröhliche Lieder zu singen, während sie in Wirklichkeit nichts anderes wollten als wehklagen.

Denken wir an Johannes den Täufer, der wegen der Wollust eines alten Mannes enthauptet wurde, an Stephanus, der gesteinigt, und an Paulus, der ins Gefängnis geworfen wurde, weil er das »Verbrechen« begangen hatte, die gute Nachricht von Jesus weiterzusagen.

Und noch wichtiger: Denken wir an Jesus, wie er am Kreuz hing, beladen mit der Last Ihrer und meiner Sünde, die gleich schweren Gewichtsteinen nicht nur Fleisch, Gebeine und Nervenenden nach unten zog, sondern bleischwer auf Herz und Seele lastete.

Das alles sind keine fröhlichen Ereignisse. Sie sind nicht dazu angetan, uns zum Lachen zu bringen. Das gleiche gilt in bezug auf Krebs, Depressionen und andere Katastrophen.

Da fällt mir der abgedroschene Witz ein: »Wenn du ruhig bleiben kannst, während um dich herum nur Chaos herrscht ... dann hast du wahrscheinlich die Situation nicht ganz begriffen.« Es gibt Zeiten im Leben, da haben Sie, wenn Sie immer noch fröhlich und munter sind, die Situation wahrscheinlich wirklich nicht begriffen. Gott liebt das Leid der Menschen genauso wenig, wie er ihre Sünde liebt. Und Freude über das Schlechte auf der Welt zu empfinden – das betrifft auch das Schlechte, das uns persönlich Schmerz bereitet –, ist schlichtweg unangebracht.

Trotzdem fordert die Bibel uns auf, uns unter allen Umständen zu freuen. So steht es ausdrücklich, unmißverständlich und wiederholt in Gottes Wort. Wie John Piper in *Desiring God* (»Sehnsucht nach Gott«) schreibt, wird uns sogar *befohlen*, fröhlich zu sein, also ist Freudlosigkeit im Grunde eine Form von Ungehorsam. In Jakobus 1,2 heißt es: »Achtet es für lauter Freude ... wenn ihr in mancherlei Anfechtungen geratet.« Und im Philipperbrief kommt es noch deutlicher zum Ausdruck: »Freut euch im Herrn allezeit! Wiederum will ich sagen: Freut euch!« (Philipper 4,4).

Das Kunststück ist natürlich, *wie* man das macht. Wie können wir unseren Schmerzen ehrlich und realistisch ins Auge blicken und gleichzeitig dem Befehl Gottes, uns zu freuen, gehorsam sein? Wenn das Leben einfach nur schrecklich ist, wie können wir dem gerecht werden, was die katholische Aktivistin Dorothy Day »die Pflicht des Freuens« nannte?

Es besteht ein deutlicher Unterschied zwischen freudigem Gehorsam einerseits und unangebrachter Fröhlichkeit andererseits angesichts von realem Leid und Schmerz. Dabei geht es gar nicht darum, uns selbst einzureden, wir müßten glücklich sein, wenn wir es ganz offensichtlich nicht sind. Der Unterschied liegt darin, daß wir uns *inmitten* unseres Leides freuen, nicht *über* das Leid. Einer der Gründe für unsere Freude ist nämlich der, daß wir einen Blick auf das Gesamtbild erhascht haben. Wir wissen, wie es schlußendlich ausgehen wird, deshalb kann unsere Einstellung insgesamt eine Haltung der Freude sein, selbst wenn wir vor Schmerzen, Angst und Verzweiflung laut schreien.

Denken wir noch einmal an die obenerwähnten Begebenheiten aus der Bibel. Aus fast allen läßt sich ein Unterton der Freude heraushören, trotz des Schmerzes. Nicht Vergnügtheit. Auch nicht Fröhlichkeit - wie gesagt, der Schmerz ist real. Trotzdem ist da ein Gefühl tiefen Trostes und unverkennbarer Freude neben allem Schmerz, hervorgerufen durch die Tatsache, daß das Gute, das Gott tut, viel besser ist als jede schreckliche Situation, die entstehen kann.

Sogar als Hiob auf seinem Aschehaufen saß, war er trotzdem in der Lage, seinen Herrn von Angesicht zu Angesicht zu sehen. Ihm stockte vor Ehrfurcht der Atem wegen der »Dinge, die zu wunderbar für mich sind und die ich nicht kannte« (Hiob 42,3).

David wurde, obwohl von seinen Feinden gejagt, der König Israels und ein Vorfahre von Jesus. Er war ein Mann, der nahe bei Gott lebte. Und obwohl in seinen Psalmen tiefempfundener Schmerz zum Ausdruck kommt, überwiegt doch überschwengliche Freude alle Traurigkeit.

Die Israeliten waren selbst in der Gefangenschaft nicht aller Freude und jeglichen Trostes beraubt. Sie hatten Erinnerungen und Traditionen, die sie aufrechterhielten, und die Verheißungen der Propheten, die ihnen Hoffnung gaben. Johannes der Täufer erlebte die Freude, als erster den Messias zu erkennen. Stephanus wurde durch eine freudige himmlische Vision getröstet, selbst als die Steine flogen. Und Paulus schrieb aus dem Gefängnis, daß er gelernt habe, sich *in allen Dingen* zu freuen.

Sogar Jesus, der wußte, daß sein qualvoller Tod nahe bevorstand, schien eine stille Freude beim Feiern des Passahmahles mit seinen Freunden zu empfinden. Und das Grauen seiner Kreuzigung darf nicht getrennt von der tiefen Schönheit seines Liebesopfers und dem Triumph seiner Auferstehung gesehen werden. Die Traurigkeit von Karfreitag und die Freude von Ostern sind die zwei Seiten einer Medaille, und mit Gott wird schlußendlich immer die Kopfseite oben sein.

In Gottes großem Gesamtbild wird die Freude sich gegen die Trauer durchsetzen, weil Gott den kosmischen Kampf gegen die Mächte des Bösen gewonnen hat. Alles, was zwischen diesem

Sieg und Gottes endgültigem Triumph passiert, dient nur zu unserer persönlichen Läuterung. Das ist das große Bild, welches Trost und Freude angebracht und wünschenswert erscheinen läßt – selbst angesichts von bösen Dingen, Schmerz und Leid.

Aufgrund dessen, was Gott in der Welt und in meinem Leben getan hat und noch tut, kann ich wirklich Trost finden. Weil er das letzte Wort sprechen wird, ist es mir tatsächlich möglich, mich zu freuen – nicht wegen meines Leides, sondern inmitten des Leides. Und weil er immer da ist und in meinem Leben wirkt, gibt es Dinge, die ich feiern kann, auch wenn ich trauere. Ich kann mich *in* meinem Leiden freuen, weil ich weiß, daß Gott dadurch am Wirken ist, um mich zu stärken und meinen Charakter zu formen. Und ich kann mich *trotz* des Leides freuen, weil ich weiß, daß Gott hinter den Kulissen daran arbeitet, mir eine hoffnungsvolle Zukunft zu bereiten.

Das ist das Gesamtbild. Gott ist an der Arbeit. Gott hat gesiegt. Alles wird gut werden. Das Problem ist nur, daß es für uns begrenzte Menschen so schwierig ist, das Gesamtbild im Auge zu behalten.

Wir leben immer noch in unserem unvollkommenen, sterblichen Körper inmitten einer gefallenen Welt. Wir haben immer noch Körperzellen, die verrückt spielen, Nervenenden, die gereizt sein, und verschiedene Organsysteme, die zusammenbrechen können. Wir leben immer noch in einer Welt, wo Unschuldige leiden, Männer und Frauen sich gegenseitig abscheuliche Dinge antun, wo die Erde bebt, der Sturm bläst und wir manchmal unendlich lange darauf warten müssen, daß es uns wieder besser geht. Das bedeutet, daß es manchmal eine echte Herausforderung sein kann, sich zu freuen. Trost zu finden, ist manchmal richtig schwer. Und es kann vorkommen, daß wir uns bei der Aufforderung, uns zu freuen, so fühlen wie ein Kind, dem man sagt, daß es seinen Spinat nicht nur essen, sondern auch noch *mögen* soll.

Mit anderen Worten: Was geschehen muß, ist, daß wir nicht nur mit dem Kopf begreifen, daß alles gut werden wird, sondern daß unser Herz, unsere Seele und unser Geist von dieser freudigen Realität überzeugt werden. Und das kann tatsächlich passieren. Glücksgefühle mögen zwar nicht immer angebracht sein, aber es ist tatsächlich möglich, inmitten von Schmerz und Leid Ruhe und Trost – ja, sogar ein Gefühl von Freude – zu empfinden.

Selbst als mir meine Krebskrankheit absolut verhaßt war, blieb diese Wahrheit bestehen. Diese simple Tatsache war für mich lebensentscheidend, weil sie mir half, eine positive Einstellung zu bewahren – und es ist wohl allgemein bekannt, daß eine positive innere Einstellung eine Quelle der Kraft ist und zur Heilung dient. Trost und Freude sind nicht nur nette Beigaben für unser Leben. Wir brauchen sie ganz dringend. Sie geben uns Kraft. Sie machen uns gesund und frei. Wenn wir sie – siehe oben – inmitten unserer Schmerzen erkennen können.

»Die Freude am Herrn ist eure Stärke«, sagte Nehemia, als er versuchte, gegen Ende der Babylonischen Gefangenschaft die jüdische Gottesanbetung und Kultur erneut zu etablieren (siehe Nehemia 8,10). Er erinnerte sein Volk daran, daß das Feiern von Gottes Güte tatsächlich den Weg dafür frei macht, daß Gott ungehindert wirken kann. Ausgerechnet als ich mich am schwächsten fühlte, kam mir dieser Vers wieder und wieder in den Sinn – vielleicht weil er alle medizinischen Forschungsergebnisse untermauert, die besagen, daß ein hoffnungsvoller, freudiger, optimistisch eingestellter Mensch wesentlich bessere Chancen hat, den Krebs zu besiegen, als ein ängstlicher, trauriger oder mißmutiger Zeitgenosse.

Wie habe ich es also geschafft, diesen stärkenden, heilenden Trost und die Freude am Herrn zu finden – selbst in den dunklen Tagen meines Lebens und den schmerzlichen Erfahrungen der Krebsdiagnose und -behandlung?

Als erstes habe ich wirklich versucht, das Gesamtbild im Auge zu behalten und an der Tatsache festzuhalten, daß Gott es ist, der in meinem Leben wirkt, und daß mir alle Dinge zum Besten dienen müssen. Bob unterstützte mich dabei. Das war jedoch nicht immer einfach; wir stellten fest, daß nichts das Sehvermögen so stark beeinträchtigt wie eine persönliche Krise. Da war es uns eine große Hilfe, uns in Gottes Wort zu versenken, uns immer wieder neu daran zu erinnern, was Gott in der Vergangenheit getan hat, und uns seine Verheißungen für die Zukunft ins Gedächtnis zu rufen. Es tat gut, miteinander und mit anderen Christen zu reden. Allerdings war es nicht damit getan, mir zu sagen:

»Kopf hoch, es wird schon wieder!« Ermutigend wirkten dagegen Hinweise auf das, was Gott getan hat und noch tut. Auch das Gebet war eine große Hilfe, bei dem wir unser Herz der unmittelbaren Gegenwart Gottes und seinem Wirken öffneten. (Nicht umsonst wird der Heilige Geist als der Tröster bezeichnet, und die Freude ist eine spezielle Frucht des Geistes!)

Mir persönlich half es auch, Freude in meinem eigenen Kopf neu zu definieren. Die meisten von uns sind wahrscheinlich so darauf geeicht, die Freude nur als positives Gefühl zu betrachten, daß es uns schwerfällt, sie zu finden, wenn unsere Gefühle negativ sind. Doch als ich meine Meinung über die Freude änderte, stellte ich fest, daß es mir leichter fiel, Freude zu empfinden.

Für mich bedeutet Freude, froh und dankbar dafür zu sein, daß das Universum - und auch mein ganz persönliches Leben - in Gottes Hand liegen und letzten Endes alles gut werden wird. Es ist ein Gefühl, aber auch ein *Wissen* - wie wenn man durch einen schrecklichen Tag geht und trotzdem insgeheim weiß, daß hinter den Kulissen etwas Gutes vor sich geht. Und es ist auch eine innere Haltung, für die wir uns bewußt entscheiden können, so wie für die Dankbarkeit.

Ich bin z. B. froh darüber, einen Ehemann zu haben, noch dazu einen so guten und liebevollen wie Bob. Das stimmt, egal, ob ich freudige Gefühle über meine Ehe hege oder nicht. Ich bin froh, eine Familie zu haben, die endlich in Frieden miteinander lebt. Auch das stimmt, egal was passiert.

Ich bin wirklich froh darüber, daß der Krebs mich erst jetzt befallen hat, wo man bereits solche Fortschritte bei der Behandlung gemacht hat, und nicht vor zehn Jahren, als meine spezielle Diagnose automatisch das sichere Todesurteil bedeutet hätte.

Auf einer übergeordneten Ebene bin ich froh darüber, daß Gott Jesus auf die Erde gesandt hat, daß er mich liebt und mich heilen will. Ich bin froh über die Verheißung des ewigen Lebens, die mir gilt.

Diese Einstellung hilft mir wiederum, das Gesamtbild im Auge zu behalten. Selbst als ich vor der Toilette auf den Knien lag oder zusehen mußte, wie meine Haare büschelweise ausfielen, oder als ich versuchte, ein wenig Erleichterung von meinen Nervenschmerzen zu finden, indem ich absolut still lag und kaum zu atmen wagte, konnte ich immer noch ehrlichen Herzens froh darüber sein, Gott in meinem Leben zu haben. Ich konnte immer noch aufrichtige Dankbarkeit empfinden, wenn ich an die biblischen Zusagen der Hoffnung dachte, wenn ich mich daran erinnerte, wie viele Menschen für mich beteten, oder wenn ich mir die Realität vor Augen führte, daß trotz allem sehr viel Gutes passiert und Gebetserhörungen stattfinden.

Ein anderes Teilstück des Gesamtbildes, das mir half, mich inmitten meiner Schmerzen zu freuen, war das Gefühl, daß die Schmerzen einen Sinn hatten. Für mich war es wesentlich einfacher, eine positive Einstellung gegenüber meiner Krebsbehandlung beizubehalten, wenn ich mich daran erinnerte, daß die gleichen Anwendungen, die bei mir Übelkeit verursachten oder meine Wangen anschwellen ließen, gleichzeitig auch zu meiner Heilung beitrugen. Und eine positive Einstellung dem eigentlichen Krebs gegenüber war leichter zu bekommen, wenn ich mir klarmachte, daß Gott seine Absichten nicht nur *trotz* meiner gegenwärtigen Umstände durchführte, sondern daß er diese Umstände tatsächlich dazu *benutzte*, mich besser zu machen - stärker, freundlicher, mutiger, geduldiger, eifriger im Gebet.

Die Bibel versicherte mir, daß dies so war, und an den Tagen, an denen es mir etwas besser ging, konnte ich tatsächlich sehen, wie es geschah. Ich bemerkte die Veränderungen in meinem Charakter, und die Vision einer ganz neuen Art von Dienst an Frauen mit inneren Verletzungen nahm langsam, aber sicher vor meinen geistlichen Augen Gestalt an. Wenn ich es schaffte, das Gesamtbild, wie Gott es sah, im Auge zu behalten, erkannte ich darin so viel Sinn, daß ich daraus Trost und Freude schöpfen konnte - so wie eine Frau sich auf ihr Baby freut und dafür sogar die Schmerzen bei der Geburt mehr oder weniger fröhlich erträgt.

Doch die Konzentration auf das Gesamtbild und den Sinn, der darin lag, war nicht das einzige, was mir half, Freude und Trost inmitten der dunklen Zeiten meines Lebens zu empfinden. Interessanterweise war es mir auch eine Hilfe, mich an den *kleinen Dingen* des Alltags zu freuen, den Augenblicken echten Glücks, die selbst in den dunklen Krankheitstagen da waren.

Denn sogar an den dunkelsten Tagen erlebte ich oft sonnige Abschnitte. Es gab die Schönheit der Natur. Es wurde gescherzt.

Es gab wunderbare Zeiten der Gemeinschaft, Hoffnung und Fröhlichkeit, Augenblicke, in denen die Schmerzen erträglicher waren. Auch wenn es keine schöne Zeit war, war ich manchmal direkt glücklich. Gefühle des Trostes und der Freude durchströmten mich. Und diese kleinen Augenblicke der Freude waren für mich oft stärker als die größeren Wahrheiten dazu angetan, meinen Geist fröhlich zu erhalten.

Ich weiß nicht, warum das so war. Vielleicht, weil meine Seele und mein Körper oft gar nicht in der Lage waren, tiefere Wahrheiten zu erfassen, sondern nur die kleinen begreifen konnten. Vielleicht kam es auch nur daher, daß ich weniger beschäftigt war und ihnen deshalb mehr Beachtung schenkte. Doch ich weiß, daß ich mich zwar von Herzen über das Gesamtbild meiner Errettung und der Welterlösung freute und mich total auf die Tatsache verließ, daß der souveräne Gott auch meine gegenwärtigen Umstände zum Guten mitwirken lassen würde - trotzdem waren es gerade die kleinen Freuden, die mich oft aus meinen Schmerzen und meiner Verzweiflung herausholten.

Aus der Nachbarwohnung drang beschwingte Flötenmusik an mein Ohr. (Zuerst dachte ich, sie käme aus dem Radio, doch dann stellte sich heraus, daß es unser Nachbar in der Wohnanlage war, der da spielte.)

Eine Umarmung von meinem jüngsten Enkelsohn - oder auch von meiner fast erwachsenen Enkeltochter - war wie eine Infusion von Jugend und Kraft.

Das vor meinem Fenster blühende Geißblatt oder das Geräusch der Wellen, die sich am Strand brachen.

Eine Karikatur am Schwarzen Brett der Klinik - oder ein Vampirwitz von der gutmütigen Krankenschwester, die mir Blut abnahm.

Ein Brief von einer Leserin, die ihr Baby Emilie genannt hatte - genauso geschrieben wie mein Name. (Während ich dieses schreibe, habe ich mindestens zehn kleine Namensvetterinnen - das hübsche Enkeltöchterchen meiner guten Freundin Yoli eingeschlossen!)

Bobs liebe Stimme, die mir Bibelverse der Freude, des Dankes und der Verheißung laut vorlas.

Warum liegt in diesen kleinen Freuden eine solche Kraft? Ich glaube, weil sie uns daran erinnern, daß der gesamte Stoff unseres Lebens - und dazu gehört auch das Leid - nicht nur von Gott gewoben wird, sondern voll mit seiner Gegenwart ist. Sein Reich umfaßt Gegenwart und Zukunft. Gott wirkt hier und jetzt - in der Natur, in unseren Beziehungen, in *uns*. Das Leben steht nicht still, das Schöne und das Gute hören nicht auf. Wir sind auf dieser Erde, um zu *leben* - und das bleibt wahr, egal, was sonst in unserem Leben passiert. Nicht einmal Krankheit, Schmerz oder Unglück kann die wahre Freude auslöschen, die aus dem Teppich unseres Lebens herausleuchtet. Nicht einmal die dunkelsten Wolken können verhindern, daß sich ab und zu die Sonne zeigt.

Ich betrachte es als eine Ironie des Schicksals, daß manchmal erst Krankheit, Schmerz oder Unglück in unser Leben hineinkommen müssen, damit wir Augen für die Freude und den Trost bekommen, die in unsere alltäglichsten Augenblicke hineingewoben sind. Uns an den Tagen, die Gott uns schenkt, zu freuen, gehört zu dem täglichen Aufruf zum Gehorsam dazu. Wir sind aufgefordert, die Schönheiten um uns herum zu erkennen und wirklich Gott an der Arbeit zu sehen. Während Schmerz und Leid dies einerseits erschweren können, kann die erzwungene Ruhe, welche schwere Zeiten des Lebens oft mit sich bringen, es uns andererseits leichter machen, die kleinen Dinge zu bemerken und dafür dankbar zu sein.

Mir jedenfalls hat bereits der Versuch geholfen. Wenn ich es schaffte, aus dem Fenster zu schauen und den Anblick zu genießen, oder mit geschlossenen Augen einer schönen Melodie zu lauschen, oder mein Herz mit Gedanken an biblische Wahrheiten erfüllen zu lassen, dann habe ich wirklich Freude erlebt. Gewöhnlich keine ausgelassene, euphorische Freude, eher eine stille Gewißheit, daß, egal, was in meinen Körperzellen vor sich ging, die Welt immer noch schön und Gott darin an der Arbeit war.

Manchmal erforderte es schon eine gewisse Aufgeschlossenheit, diese Freude zu finden - denn Schmerz, Krankheit oder Niedergeschlagenheit können die Art und Weise, wie wir die Welt erleben, gravierend verändern. Als ich z. B. Chemotherapie bekam, ging mir der Geschmackssinn zum großen Teil verloren, weshalb es schwierig war, gutes Essen wirklich zu genießen.

Doch das Wissen, daß Bob, meine Kinder und Enkel und unsere Freunde ihr Bestes taten, um etwas zu finden, was meinem Gaumen angenehm war und mithalf, daß ich wieder zu Kräften kam, brachte mir eine tiefe Freude, weil es mir zeigte, wie lieb man mich hatte.

Wenn ich auf die Jahre mit dem Krebs zurückblicke, wird mir klar, daß sie sowohl größere als auch kleinere Freuden enthielten. Meine Tochter zum erstenmal in ihrem Leben für mich beten zu hören, war eine Freude, die ich nicht vergessen kann. Zu sehen, wie mein Bob sich zum echten Helden entwickelte, und mir bewußt zu werden, wie sehr ich auf seine Liebe vertrauen kann, war eine beständige Quelle der Freude. Ganz sicher zu wissen, daß durch unser christliches Zeugnis mitten im Leid mindestens ein Mensch zu Jesus gefunden hat - das allein genügt, um mich vor Freude hüpfen und jubeln zu lassen. Und endlich für krebsfrei erklärt zu werden, war eine Freude, die mein ganzes Leben erfaßte.

Was ich sagen will, ist dies: Die Freude ist da - egal, ob wir sie fühlen oder etwas davon merken. Sie ist tief in unser Herz gepflanzt und wird wachsen und blühen, wenn wir ihr nur die geringste Aufmerksamkeit schenken. Sie findet sich in dem großen Gesamtbild dessen, was Gott im Universum tut, und in dem kleinen Bildausschnitt unserer Tage und Augenblicke. Der Trick liegt darin, sie nicht nur zu fühlen, sondern unser Herz für die Freude zu öffnen.

In Thornton Wilders Theaterstück »Unsere kleine Stadt« blickt ein junges Mädchen, das gestorben ist (mit Namen Emily!), auf ihr Leben zurück und fragt: »Ist sich überhaupt ein Mensch bewußt, daß er lebt, während er lebt - jede Minute?« Ich denke, ich fange gerade erst an, die Nuancen dieser freudigen Lektion zu lernen - und meine Krankheit und die damit verbundenen Schmerzen sind meine Lehrmeister gewesen.

Weil aufgrund der starken Medikamente das Essen oft so scheußlich schmeckte, schätze ich die Fähigkeit, noch einmal buntes Gemüse und leckere Plätzchen zu genießen, um so mehr.

Weil ich so viele Stunden ans Haus gefesselt war, freue ich mich über jeden Atemzug in frischer Luft, jeden Blick auf Meer oder Berge ... und auch über jeden Einkaufstrip!

Weil ich sie beinahe verloren hätte, schätze ich jeden Augenblick mit meiner Familie, meinen Enkelkindern, Freunden und Nachbarn doppelt.

So viele Dinge sehe ich heute mit völlig anderen Augen an. Jedes Erlebnis betrachte ich als ein Geschenk von Gott, eine Lektion, eine Bereicherung für mein Leben. Immer denke ich dabei: »Vielleicht sehe ich das ja nie wieder.« Und dies ist keineswegs eine neue Entwicklung. Auch als ich mitten in der Krebsbehandlung steckte, entdeckte ich, wie kostbar das Leben ist. Ich weiß noch, wie schuldig ich mich jedesmal fühlte, wenn ich bei einem Besuch meiner Enkelkinder eingeschlafen war. Diese Augenblicke wollte ich doch auf keinen Fall verpassen!

Ihnen, liebe Leser, wünsche ich ebenfalls, daß Sie diese Dinge nicht verpassen. Sie sollen wissen, daß selbst in Zeiten von Krankheit und Schmerzen, bewölkten Tagen und dunklen Mitternachtsstunden die Freude da ist, egal, was passiert. Der Trost ist da, ob wir ihn spüren oder nicht. Wenn es uns manchmal schwerfällt, etwas davon zu merken, liegt das an unseren Begrenzungen und nicht daran, daß Gott ihn uns nicht schenken würde. Ja, gerade in unseren Begrenzungen tut Gott sein größtes Werk.

Dies wurde mir klar, als ich mich mit letzter Kraft an die freudige Wahrheit der göttlichen Verheißungen klammerte. In Psalm 30,6 lesen wir: »Weinen mag für eine Nacht andauern, doch am Morgen ist Freude da.« Manchmal konnte ich mich in jenen dunklen Mitternachtsstunden wirklich nur am Herrn festklammern und auf den Morgen warten - darauf warten, daß er mir die Freude bringen würde, die ich aus mir selbst einfach nicht aufbringen konnte.

Doch in jenen Tagen erinnerte mich Gott daran, daß Freude nie als etwas gedacht war, was ich selber produzieren kann. Sie ist ein Geschenk vom Herrn, eine Frucht des Geistes, ein heller Lichtstrahl in meinem bewölkten Heute und eine strahlende Verheißung für das Morgen.

Mit anderen Worten: Auch wenn uns befohlen wird, uns zu freuen, so wissen wir doch, daß Gott nie etwas befiehlt, wozu er uns nicht auch befähigt. Er wird uns immer wieder Dinge in den Weg schicken, die uns an das große Gesamtbild erinnern. Und selbst in schweren Zeiten wird er vor uns kleine Blinklichter der

Freude aufleuchten lassen. Er wird uns die Augen für all das Schöne öffnen, das unser Leben durchzieht, und unser Herz mit Freude und Dankbarkeit erfüllen. Er wird Freude auf Freude in unserem Innern wachsen lassen – bis zu dem Tag, an dem es wirklich keine Traurigkeit und keine Tränen mehr gibt.

Also brauchen wir uns eigentlich gar keine Sorgen über die Freude zu machen. Wir müssen uns lediglich auf den Herrn verlassen, ihm von ganzem Herzen vertrauen und uns an alles erinnern, was er bereits getan hat und noch tut – kurz, alles, was er ist.

Doch dann gibt es auch nur eine vernünftige Reaktion, nämlich die, die Gott schon immer von uns erwartet hat: uns zu freuen!

LIEBE FREUNDIN, LIEBER FREUND IN CHRISTUS,

wenn Sie zur Zeit durch eine dunkle, freudlose Zeit in Ihrem Leben gehen, habe ich eine Botschaft für Sie. Diese Botschaft zieht sich durch die ganze Bibel hindurch und enthält das Geheimnis der Freude, die Sie so nötig brauchen.

Es ist eine Botschaft der Verheißung – daß es besser werden wird, daß Sie eine Zukunft haben, daß Ihr Leben einen Sinn hat.

Es ist eine Botschaft der Gemeinschaft – daß Sie geliebt werden, daß Sie nicht der einzige sind, der so etwas durchmacht, daß auch andere dasselbe erlebt und es überlebt haben und daß sie stärker und freudiger daraus hervorgegangen sind.

Doch in erster Linie ist es eine Botschaft der Wahrheit, nämlich dessen, was real ist und bleibt. Die Wahrheit lautet, daß Gott es ist, der die Verantwortung trägt. Er ist in dem, was Ihre Tage ausmacht, in jeder Zelle Ihres Körpers und auch in jedem Stern im Universum. Gott weiß, was er tut. Er wird Sie durchbringen. Er wird Ihnen Kraft und Freude geben.

Ich hoffe, daß Sie diese Botschaft heute hören, zu Herzen nehmen und in Ihr Leben integrieren können. Doch auch wenn Sie das vergessen, können Sie die Botschaft trotzdem wieder hören – in der Heiligen Schrift, in der Liebe anderer Menschen, in den Worten weiser Seelsorger und in der leisen Stimme des Heiligen Geistes.

Öffnen Sie Ihre Ohren.

Öffnen Sie Ihre Augen.

Doch vor allem: Öffnen Sie Ihr Herz – für die wunderbare Freude, die der Herr Ihnen schenken möchte.

Ihre von Herzen frohe

Emilie

GOTTES GESCHENK DER WAHRHEIT, WENN SIE TROST UND FREUDE BRAUCHEN

- Es ist unmöglich, immer glücklich zu sein, aber es ist tatsächlich möglich, permanent froh zu sein.
- Kleine Freuden können Sie durchtragen, wenn Körper oder Seele sich nicht zu großen Glücksgefühlen aufschwingen können.
- Sie können froh *sein*, selbst wenn Sie keine Freude *verspüren*. Sie können Trost *annehmen*, selbst wenn Ihnen nicht nach Trost zumute ist.
- Wenn Sie sich nicht wohl fühlen, bitten Sie Gott um Kraft. Wenn Sie sich nicht stark fühlen, bringen Sie Gott Ihre Schwachheit.
- Freude kommt daher, daß wir verstehen, was uns in der Bibel verheißen ist, darauf vertrauen, daß Gott für uns sorgt, uns in der Dankbarkeit üben - und das Leben bewußt genießen.
- Gott wird Ihnen den Trost und die Freude, die Sie brauchen, in der richtigen Dosierung zuteil werden lassen, um Sie an den Punkt zu bringen, wo er Sie haben will.
- Freude ist das tiefempfundene Bewußtsein, daß alles gut ist und gut werden wird, egal, wie es aussieht.

KAPITEL SIEBEN

Helfen mit Herz und Hand

Dann werden die Gerechten ihm antworten und sagen: Herr, wann sahen wir dich hungrig und speisten dich? Oder durstig und gaben dir zu trinken? Wann sahen wir dich als Fremdling und nahmen dich auf? Oder nackt und bekleideten dich? Wann sahen wir dich krank oder im Gefängnis und kamen zu dir? Und der König wird antworten und zu ihnen sagen: Wahrlich, ich sage euch, wenn ihr es einem der geringsten dieser meiner Brüder getan habt, habt ihr es mir getan.

Matthäus 25,37-40

Ein neues Gebot gebe ich euch, daß ihr einander liebt, damit, wie ich euch geliebt habe, auch ihr einander liebt. Daran werden alle erkennen, daß ihr meine Jünger seid, wenn ihr Liebe untereinander habt.

Johannes 13,34-35

Gepriesen sei der Gott und Vater unseres Herrn Jesus Christus, der Vater der Erbarmungen und Gott alles Trostes, der uns tröstet in all unserer Drangsal, damit wir die trösten können, die in allerlei Drangsal sind, durch den Trost, mit dem wir selbst von Gott getröstet werden. Denn wie die Leiden des Christus überreich auf uns kommen, so ist auch durch den Christus unser Trost überreich.

2. Korinther 1,3-5

7

Helfen mit Herz und Hand

Der heilende Dienst liebevoller Beziehungen

Wußten Sie schon, daß Jesus in Krebskliniken wohnt?

Ich weiß, daß es so ist, denn ich bin ihm dort begegnet. Ich habe seine Stimme gehört. Ich habe seine sanfte Berührung gespürt, selbst in den furchterregendsten Augenblicken meiner Behandlung.

Unser Herr Jesus Christus geht durch die langen, sterilen Korridore mit kahlem Kopf und aufgedunsenem Gesicht, mit Operationsnarben und an Infusionsapparaten hängend. Manchmal trägt er eine Schwesterntracht oder einen Arztkittel. Manchmal sitzt er im Wartezimmer oder hält Wache am Krankenbett.

Seine Hände sind es, die Toiletten putzen, Suppe kochen oder Bibelverse auf Briefkarten schreiben. Seine Füße sind es, die Dienstrunden machen oder jemandem den Rasen mähen. Seine Augen sind es, die Nöte wahrnehmen und ihnen abhelfen. Seine Stimme ist es, die über Fernsprechleitungen Liebe weitergibt, sein Herz, das aus handschriftlichen Kartengrüßen oder auf die Schnelle getippten E-Mails herausleuchtet.

Und manchmal - o Wunder aller Wunder - ist seine Stimme sogar meine eigene schwache, heisere Stimme, die einem anderen, der ebenfalls durch dieses »Tränental« geht, Worte des Trostes und der Ermutigung zuspricht.

Auf unserer Reise durchs Krebsland haben Bob und ich ganz neu die Wahrheit begriffen, die Theresa von Avila vor mehr als vierhundert Jahren niederschrieb:

Christus hat nun keinen anderen Körper auf dieser Erde als deinen; deine Hände sind die einzigen Hände, durch die er sein

Werk tun kann, deine Füße die einzigen Füße, mit denen er über die Erde gehen kann, deine Augen die einzigen Augen, durch die sein Erbarmen in eine geplagte Welt hineinleuchten kann. Christus hat jetzt keinen anderen Körper auf dieser Erde als deinen.

Denn oft geschah es durch die Hände, Füße, Augen und Herzen so vieler Gotteskinder – dem Leib Christi –, daß wir den Segen und die Fürsorge Gottes erlebten, als ich krank war. Gleichzeitig fanden wir uns berufen, trotz unserer eigenen Not Gottes Liebe an andere weiterzugeben, unsere Hände, Füße, Augen und Herzen in seinem Dienst zu gebrauchen.

Mit anderen Worten: Mitten in der dunkelsten Zeit unseres Lebens fanden wir nicht nur Trost und Hilfe, sondern erhielten auch einen ganz neuen Dienst.

Ich weiß nicht, weshalb ich darüber so erstaunt war. Wahrscheinlich hatte ich, als wir meine allerletzten Seminare absagen mußten, um unsere ganze Kraft auf möglichst baldige Heilung zu konzentrieren, angenommen, wir würden nun eine Pause in unserem Dienst einlegen. Doch das ist offensichtlich nicht die Art und Weise, wie Gott arbeitet. Statt dessen schickte er uns immer wieder neue Leute in den Weg – Menschen, die Liebe, Hilfe und Gebet brauchten. Und während wir uns im Gehorsam gegenüber der Stimme des Heiligen Geistes um andere kümmerten, sahen wir Gott durch uns arbeiten, genau wie wir seine Liebe durch das Interesse und die Fürsorge so vieler verspürten, die uns liebhatten und um uns besorgt waren.

Auf diese Weise begriffen wir neu eine Wahrheit, die wir schon immer gekannt hatten: Gewöhnlich sucht Gott sich das unvollkommene, aber trotzdem schöne Mittel der Menschlichkeit aus, um seine Taten der Barmherzigkeit auf dieser Welt zu vollbringen. Oberflächlich betrachtet, scheint dies eine eher untaugliche Methode zu sein, um etwas wirklich Durchgreifendes zu bewirken. Schließlich sind wir alle wankelmütige, egoistische, sündige Menschen. Wir enttäuschen uns gegenseitig mindestens ebenso oft, wie wir uns helfen und ermutigen.

Es ist ja auch nicht so, daß Gott seine Arbeit nicht ohne unsere Hilfe tun könnte. Er kann alles – und manchmal, davon bin ich überzeugt, greift er tatsächlich auf direkte, übernatürliche Weise in unser Leben ein.

Dennoch: Gibt es einen besseren Weg, um seine eigensinnigen Kinder zu erreichen und zu unterweisen, als daß er unsere Hände und Herzen gebraucht, um einander seine Liebe zu zeigen? Das ist gewiß einer der Gründe, warum Gott überhaupt Mensch wurde - um uns mit menschlichen Händen zu lehren, in einer Weise, die wir wirklich verstehen können. Auch heute noch tut er sein Werk auf dieser Erde in menschlicher Gestalt, nur daß es jetzt durch unsere Herzen und Hände geschieht.

Vor Jahren wurde bei einer guten Freundin von Jenny, einem hübschen Mädchen namens Lynn, Krebs festgestellt. Sie stand vor einer Knochenmarktransplantation - damals eine noch wesentlich gefährlichere und weithin unerforschte Angelegenheit, verglichen mit heute. Um sie zu ermutigen und ihr unsere Unterstützung zu zeigen, richtete ich ein kleines Mittagessen für Lynn und ein paar von ihren Freundinnen aus. Nachdem wir das Essen und den Nachtisch genossen hatten, setzten wir uns alle um den Tisch, und ich ließ Lynn die Umrisse ihrer Hand auf fünf Blätter Papier zeichnen, für jeden Gast eins. In diese Hand malte jeder von uns ein Herz und verzierte das Blatt Papier nach Gutdünken. Wir legten unsere Hände auf Lynns Hand und beteten gemeinsam für ihre Heilung. Dann nahm jeder sein Blatt mit nach Hause und klebte es an die Kühlschranktür. Jedesmal, wenn wir in die Küche kamen, wurden wir nun daran erinnert, unsere Hand auf »Lynns« Hand zu legen und unser Herz für sie zum Vater im Himmel zu erheben. (Seit zehn Jahren ist Lynn jetzt krebsfrei.)

Seit jenem Tag hat das Bild von einem Herzen in einer Hand für mich eine besondere Bedeutung, denn es erinnert mich an den Dienst, zu dem wir alle berufen sind - einer für den anderen da zu sein. Ich habe es in meinem Gebetsheft verwendet, indem ich Menschen, für die ich beten will, gebeten habe, ihre Hand auf eine Seite zu zeichnen. (Nun winken mir aus dem Gebetsheft Hände und Herzen von Menschen zu, die wie ich gegen den Krebs gekämpft haben.) Ich habe es Kindern beigebracht und in meinen Seminaren darüber gesprochen. Als die Nachricht von meiner Krebserkrankung sich verbreitete und so viele daraufhin bei uns anriefen oder uns schrieben und zu beten versprachen, schien das kleine Herz-in-der-Hand-Symbol eine perfekte Möglichkeit der Kommunikation zu sein. Deshalb zeichnete ich die

Umrisse meiner Hand auf ein Blatt Papier und in die Mitte dieser Hand ein kleines Herz. Dazu kam ein Bibelvers, der Hoffnung ausstrahlte, ein paar Zeilen über mein Ergehen und die schlichte Bitte um Gebetsunterstützung. Bob fügte noch einen etwas ausführlicheren Bericht über meinen Gesundheitszustand hinzu. Dieses Blatt Papier kopierten wir und schickten es an alle, die versprochen hatten, für uns zu beten. Sogar auf unserer Webseite (www.emiliebarnes.com) publizierten wir es als eine Art Gebetsrundbrief. »Leg deine Hand auf meine«, lautete die Botschaft, »während du für meine Heilung betest.«

Von Herz zu Herz, von Hand zu Hand – so soll unsere Beziehung zueinander nach Gottes Plan aussehen. Und wozu der Herr uns beruft, dazu befähigt er uns auch. Darum glaube ich, daß, wenn wir Jesus unser Leben übergeben, drei Dinge geschehen werden.

Erstens wird jemand da sein, der Gottes Liebe *an* uns weitergibt.

Zweitens wird jemand da sein, der Gottes Liebe *durch* uns erfahren soll.

Und drittens wird immer jemand da sein, der zuschaut und mitbekommt, *wie* Gottes Liebe die Welt verändern kann.

Auch wenn sich das vielleicht unrealistisch oder zu einfach anhört, glaube ich doch, daß es stimmt.

Ich glaube z. B. allen Ernstes, daß Gott, wenn wir unser Vertrauen auf ihn setzen, dafür sorgen wird, daß wir in puncto Liebe, Unterstützung, Ermutigung und Hilfe alles das bekommen, was wir brauchen. Das bedeutet nicht, daß wir in jedem beliebigen Augenblick so viele Freunde um uns haben werden, wie wir uns wünschen. Es mag Zeiten geben, in denen wir uns einsam oder isoliert vorkommen, in denen uns Liebe und Unterstützung hauptsächlich aus der Ferne, aus der Erinnerung oder sogar aus Büchern zuteil werden. Manchmal gehören diejenigen, die lieb zu uns sind, nicht gerade zu der Sorte Menschen, die wir uns als Freunde aussuchen würden, und manchmal verhalten sie sich auch nicht unbedingt so, wie wir es gerne hätten. (Oder kennen Sie irgendeine Gemeinde, in der Ihnen alle Glieder gleich sympathisch und lieb sind?) Trotzdem glaube ich, daß es, wenn wir dem Herrn vertrauen, genügend menschliche Liebe in unserem Leben gibt, um uns für Gottes Reich zuzurüsten.

Damit kommen wir zu der zweiten Sache, die wir vom Herrn erwarten können, wenn wir ihm unser Leben übergeben: unseren Dienst an anderen. Egal, wo wir sind, es wird immer etwas Bestimmtes geben, was wir tun können, um die Liebe Christi einem anderen Menschen gegenüber auszudrücken. Egal, wohin wir gehen, es wird immer jemand da sein, um den wir uns kümmern können.

Das mag ein älterer Mensch in unserer Nachbarschaft sein, der Hilfe bei häuslichen Reparaturen braucht. Es mag eine überlastete Bedienung im Café sein, die für ein freundliches Wort dankbar ist. Es mag ein junger Mensch sein, der etwas von Jesus hören sollte, oder ein Kind, das auf ein Ballspiel oder eine Geschichte wartet. Wo wir uns auch befinden, überall gibt es Menschen, die einsam oder in Not sind, Menschen, die Gottes Liebe und seine Errettung brauchen. Es wird immer Gelegenheiten geben, einem »der Geringsten« unserer Mitmenschen Gutes zu tun – ihn mit Gottes Händen zu berühren, mit Gottes Stimme anzusprechen oder mit Gottes Ohren anzuhören.

Diese Art des Dienstes wird uns zusätzlich zu jeder anderen Berufung, die der Herr in unser Leben hineingelegt hat, angetragen. Wir dürfen uns ihr nicht entziehen. Ja zu sagen zu diesem besonderen Liebesdienst, ist für unser geistliches und seelisches Wohlbefinden genauso wichtig, wie die Fürsorge derer, die uns lieben, zu erleben. Es gehört zu der Ebenbildlichkeit Gottes in uns; dies zu ignorieren, ist gefährlich.

Deshalb: Wenn wir Christus nachfolgen, leisten wir auch seinem Ruf Folge, seine Hände, Füße und sein Herz für die zu sein, die um uns sind. Und hier kommt die dritte Tatsache ins Spiel - die Tatsache, daß irgend jemand uns zuschaut. Egal, ob uns bewußt ist, daß wir beobachtet werden, oder ob wir nichts davon merken - auf irgend jemanden wird unser Vorbild Einfluß haben. Auf diese Weise nimmt der Herr unsere bescheidenen »Brote und Fische« der Freundlichkeit und Fürsorge und vermehrt sie in der Welt - ein weiteres Wunder, das wir in der Routine unseres täglichen Lebens nur allzuleicht übersehen.

Wenn wir z. B. Kinder haben, werden sie genau aufpassen, was wir für andere tun, und daraus lernen, worum es bei Gottes Liebe überhaupt geht. Wenn wir ungläubige Freunde haben, werden sie ihre Schlüsse über unseren Gott ziehen, wenn sie sehen, wie wir uns anderen Menschen gegenüber verhalten. Mit jeder menschlichen Tat halten wir anderen eine Predigt über die Liebe Gottes.

Das ist das Wichtigste: Menschen liebhaben und für sie sorgen, sie unterstützen und ermutigen und so die Liebe Christi für die Welt nachbilden. Das ist das Herzstück des Dienstes. Und zum Dienst sind alle Christen berufen, ordinierte Pastoren oder Laien, alt oder jung, gesund und kraftstrotzend oder schwach und krank – ja, selbst Christen in der Krebsklinik. Das wirft natürlich die Frage auf, *wie* wir einander dienen und anderen im Namen Christi Liebe erweisen.

Nach meinem Aufenthalt im Krebsland bin ich mir stärker denn je bewußt, daß es viele verschiedene Möglichkeiten gibt, dies zu tun. Schließlich bin ich diejenige gewesen, die von solch verschwenderischem Geben profitiert hat; ich weiß also aus eigener Erfahrung, wie es funktionieren kann. Außerdem habe ich gesehen, wie mein Bob allen, die um uns waren, in Liebe gedient hat, und auch ich habe mein Bestes getan, dem Ruf Gottes in dieser Hinsicht Folge zu leisten. Nach meiner Beobachtung gibt es einige wirklich hilfreiche Möglichkeiten, wie wir einander sogar in Krisenzeiten und Notsituationen dienen können – oder *besonders* in solchen Zeiten.

Eine der grundlegendsten und hilfreichsten Formen des Dienstes ist nach meiner Erkenntnis etwas, was manchmal gar nicht als Dienst wahrgenommen wird. Es ist eine Art, Liebe zu zeigen, indem man den anderen einfach *sieht* – seinen Wert erkennt, ihm seine Aufmerksamkeit zuwendet und ihm zuhört.

Mein Bob hatte einen wunderbaren Dienst des »Sehens«, während wir in der Wohnanlage des Marriott-Hotels in Seattle lebten, und ich glaube, daß es positive Auswirkungen für Gottes Reich hatte, obwohl es teilweise durch sozialen Mangel ausgelöst war. Ich weiß, daß Bob oft mit Einsamkeit und Langeweile zu kämpfen hatte, während wir diesen Teil meiner Behandlung durchlebten. Ich bekam starke Medikamente und verschlief infolgedessen den größten Teil des Tages, während mein Mann sich selbst überlassen blieb. Einmal hörte ich ihn beim Aufwachen mit jemand im anderen Zimmer sprechen; es war, wie sich herausstellte, der Fensterputzer. Bob schaffte es, aus seiner Einsamkeit einen Dienst zu machen, indem er mit allen Kontakt aufnahm - nicht nur mit unseren Mitpatienten, sondern auch mit den Leuten vom Zimmerservice und von der Rezeption, den Bediensteten im Speisesaal, den Shuttlebusfahrern und dem Klinikpersonal.

Mein Mann machte es sich zur Gewohnheit, ihre Namen auswendig zu lernen, sie nach ihrem Ergehen und ihrem Leben zu fragen und das, was sie ihm erzählten, auch zu behalten. Soweit es mir körperlich möglich war, versuchte ich, das gleiche zu tun. Doch erst, als wir nach einem Jahr zur Kontrolle wieder in Seattle waren, merkten wir, was für einen gewaltigen Eindruck dieser einfache Dienst des »Sehens« hinterlassen hatte. Wo wir auch gingen und standen, überall lächelte man uns zu, und sogar das Küchenpersonal kam heraus, um uns zu begrüßen. In einer Welt, wo so viele das Gefühl haben, unbeachtet und nicht geschätzt zu sein, war es von großer Bedeutung, den anderen einfach nur zur Kenntnis zu nehmen und freundlich zu behandeln.

Doch natürlich erschöpft sich der Dienst nicht darin, andere Menschen lediglich wahrzunehmen. Oft sind wir auch zu einem Dienst *praktischer Fürsorge* aufgerufen - zu tun, was wir können, um den Nöten der anderen abzuhelfen. Viele meiner Ärzte und Schwestern waren von Natur aus voll und ganz in diesem Dienst engagiert. Auch wir Patienten taten, was wir konnten, um uns gegenseitig zu helfen. Wir gaben wichtige Informationen weiter: welche Nahrungsmittel man nach einer Chemotherapie am besten verträgt, wo man am günstigsten eine Perücke bekommt oder wie man sich badet, wenn man zu schwach ist, um aus der Wanne zu kommen. Wir tauschten motivierende Geschichten, inspirierende Gedichte und gesunde Rezepte aus. Wer zum Markt oder in die Apotheke ging, brachte Lebensmittel oder nicht verschreibungspflichtige Medikamente für die mit, die nicht dort hinkamen. Wer einigermaßen auf dem Damm war, tat sein Möglichstes, um denen zu helfen, die schwach waren.

Wenn dies vielleicht klischeehaft klingt, möchte ich jedoch schnellstens hinzufügen, daß eine solche gegenseitige Fürsorge in Krebskreisen nicht automatisch vorhanden ist. Nicht jeder in der Klinik versuchte, anderen zu helfen. Ich bin vielen begegnet, die zynisch, verbittert oder durch die Krankheit egoistisch geworden waren. Doch diese waren es, die am meisten litten - weil sie sich außerhalb des Kreises hilfreicher Hände und Herzen stellten, der so vielen von uns Hoffnung brachte.

Meine Familienangehörigen und Freunde waren natürlich ebenfalls an diesem Dienst der Fürsorge beteiligt. An jedem Tag meiner Reise durchs Krebsland spürte ich, wie Gottes Liebe durch die Menschen floß, die er dazu berufen hatte, für mich zu sorgen. Für Bob bedeutete diese Fürsorge beispielsweise, »ja« zum Dienen zu sagen und nicht nur das zu tun, was für ihn normal war. Er ist in einer konservativen Familie mit einem sehr traditionellen Rollenverständnis aufgewachsen. Obwohl wir in unserer Ehe schon immer als gleichwertige Partner zusammengearbeitet hatten, war sein Bereich das Geschäftliche und die Gartenarbeit gewesen, während ich für den Haushalt und das Kochen in erster Linie verantwortlich war. Als ich krank wurde, hatte ich deshalb, ehrlich gesagt, keine Ahnung, wer in dieser Hinsicht wohl nun für uns sorgen werde.

Doch für vier lange Jahre führte mein überaus traditionell geprägter Ehemann nicht nur unsere Buchhaltung und sprengte den Rasen, sondern er fuhr auch einkaufen, bereitete drei Mahlzeiten am Tag zu, hielt das Haus in Ordnung und machte hinter mir sauber. Er wußte über meine Medikamenteneinnahme Bescheid, hielt meine Hand in unzähligen Wartezimmern und stützte meinen Kopf in mehr als einer Toilette. Ich sage ohne Einschränkung, daß mein Bob während der dunkelsten Tage meiner Krankheit sich nicht nur als treuer Ehemann erwies, sondern buchstäblich als die Hände und das Herz von Christus.

Doch vielleicht weil ich wußte, welch große Belastung für Bob mit seiner neuen Aufgabe verbunden war, waren mir die Freunde und Familienmitglieder, die den Dienst der Fürsorge für uns *beide* übernahmen, doppelt bewußt. Manche brachten uns etwas zu essen oder kamen gerade rechtzeitig, um Bob davor zu bewahren, eine Mahlzeit kochen zu müssen. Andere halfen Bob bei der Hausarbeit oder saßen an meinem Bett, während er eine wohlverdiente Pause einlegte. Unsere Kinder und Enkelkinder kamen regelmäßig, um sauberzumachen, Botengänge zu erledigen oder sich um größere Projekte zu kümmern wie die Renovierung unseres neuen Hauses, damit wir dort einziehen konnten.

Manche dieser Freunde übernahmen einen ganz speziellen Hilfsdienst, den sie über längere Zeit ausführten. Meine Freundin Yoli, beispielsweise, kam regelmäßig, um mir die Haare zu schneiden, als es wegen meines geschwächten Immunsystems zu gefährlich war, zum Friseur zu gehen. Und Anissa Otto, die Tochter unserer Freunde Donna und David, die in Seattle wohnt, bot uns an, sich für die Dauer unseres Aufenthalts in Seattle um unsere Wäsche zu kümmern. Jeden Dienstag holte sie die schmutzige Wäsche ab und brachte sie später gewaschen und gebügelt zurück ins Hotel. Welch ein großartiges Geschenk war das für uns!

Und viele andere kamen, um Zeit mit uns zu verbringen und unsere Last mitzutragen, indem sie einfach nur da waren. Sie waren für uns genauso wichtig wie das Haareschneiden und Wäschewaschen, besonders in den Zeiten, in denen ich nicht in der Lage war, eine angenehme Gesellschaft für Bob zu sein.

Eine der Segnungen, die mit unserem Umzug nach Newport Beach verbunden waren, war die Gruppe von christlichen Freunden dort, die Bob echt unterstützten. Es handelte sich bei den meisten um alte Freunde, die Bob mit offenen Armen aufnahmen und ganz stark im Gebet hinter ihm standen - etwas, was er aufgrund unserer vielen Reisen in Riverside nicht gefunden hatte. Jeder Besuch von einem aus der Gruppe - verbunden mit einem kleinen »Gespräch unter Männern« und vielleicht einem Fußballspiel im Fernsehen - vollbrachte wahre Wunder im Hinblick auf Bobs Gemütsverfassung.

Darüber hinaus brachten uns Bobs »Verabredungen« immer wieder zum Lachen. Sie machten ihm viel Freude, besonders in den Zeiten, als ich mehr oder weniger »aus dem Verkehr gezogen« war. Bob fühlt sich seit jeher in der Gesellschaft von Frauen sehr wohl - das ist wohl einer der Gründe, weshalb die Frauen, die an meinen Seminaren teilnehmen, sich so gut mit ihm verstehen. Er ist zudem ein ausgesprochen geselliger Mensch, der sich gerne unterhält und auch gerne ausgeht. So kam es, daß besonders während unserer Zeit in Seattle eine ganze Schlange von befreundeten Frauen zu Besuch kam und anschließend mit Bob essen oder einkaufen ging. Meinem standhaften, aber manchmal gelangweilten Ehemann auf diese Weise Gesellschaft zu leisten, war wirklich ein Dienst der Fürsorge für mich - und dazu brachten sie oft noch etwas Leckeres, wie frisches Gemüse vom Wochenmarkt, mit nach Hause!

Durch solche Besuche boten uns unsere Freunde natürlich mehr als nur praktische Hilfe an, nämlich *Ermutigung*, ebenfalls eine starke und notwendige Art des Dienstes. An vielen Stellen im Neuen Testament werden wir Christen ausdrücklich aufgefordert, uns gegenseitig zu ermutigen. Aufgrund unserer menschlichen Begrenzungen, der Realität der Sünde und weil das Leben manchmal wirklich hart sein kann, sind wir alle anfällig für Entmutigung. Jeder von uns kennt Zeiten, in denen er Trost braucht - jemanden, der zu ihm sagt: »Es wird alles wieder gut«, »Das schaffst du« oder »Versuch' es noch einmal!« Das gilt besonders dann, wenn die Wolken schwer und drohend über unseren Köpfen hängen und der Weg steil nach oben führt.

Ich kann nicht genug betonen, wie wertvoll und hilfreich die ermutigenden Karten, Faxe und Telefonanrufe waren, die wir aus dem ganzen Land bekamen - angefangen bei dem ersten großen Paket mit Genesungswünschen von Bailey Smith Ministries über die aufwendig gestalteten Poster meiner Enkel bis hin zu den fröhlichen Botschaften von Freunden, die ich jeden Tag auf dem Anrufbeantworter fand. Menschen, die ich kaum kannte - oder noch nie gesehen hatte -, ermutigten mich durch hoffnungsvolle Geschichten, ausgewählte Bibelverse und die Zusage, für mich zu beten.

Eines habe ich durch den Dienst all dieser lieben Leute gelernt, nämlich daß Ermutigung viele unterschiedliche Formen annehmen kann. Ein aufmunternder Brief ist sicher etwas Großartiges, aber keineswegs die einzige - vielleicht nicht einmal die effektivste - Möglichkeit, jemandem aufzuhelfen oder Mut zum Durchhalten zu machen.

Meine Freundin Barbara DeLorenzo ermutigt mich z. B. durch ihre Liebenswürdigkeit, ihre Treue und ihre Bereitschaft, alles zu tun, damit es mir besser geht. Sie ist immer bereit zu einer Umarmung und verabreicht die besten Fußmassagen im ganzen Bundesstaat.

Mein Sohn Brad ermutigt mich mit kleinen, liebevollen Herausforderungen. Einmal, als ich über Weihnachten wirklich krank und sehr entmutigt war, tadelte er mich, weil ich ihm diesmal keine Schneeballplätzchen gebacken hatte - die Plätzchen, die ich, seit er klein war, an jedem Weihnachtsfest für ihn gemacht hatte. Natürlich wußte ich, daß es Brad im Grunde nicht um die Plätzchen ging. (Wenn Sie einmal seine schlanke, stramme Taille gesehen hätten, wüßten Sie, daß Plätzchen keine große Rolle in seinem Leben spielen.) Aber mein Sohn versteht mich sehr gut, und als er um diese Plätzchen bat, gab er mir damit auf seine Weise zu verstehen, daß ich den Mut nicht aufgeben sollte. Natürlich durchschaute ich seine Absicht - aber der Trick funktionierte! Ich verließ die Couch, backte ihm die gewünschten Plätzchen und fing an, ein bißchen stärker um mein Leben zu kämpfen. Auch im nächsten Jahr bekam Brad seine Plätzchen, und er wird sie weiterhin bekommen, solange ich es irgendwie ermöglichen kann!

Meine Freundin Donna Otto ermutigt mich u. a. besonders durch ihre Ehrlichkeit. Weil ich weiß, daß sie die Wahrheit sagt, haben ihre Worte der Hoffnung eine zusätzliche Kraft.

Ich erinnere mich, daß ich einmal sehr verzweifelt war, weil ich eine weitere Chemotherapie durchlaufen sollte. »Ich weiß nicht, ob ich das noch einmal aushalte«, sagte ich unter Tränen zu Donna. Anstatt darauf mit Platitüden wie »Das schaffst du bestimmt« zu antworten, nahm sie mich in die Arme und sagte: »Wenn Gott dir weniger Tage geben will, als wir gerne hätten, werde ich persönlich dafür sorgen, daß du keine Beschwerden hast.« Ihre Direktheit war für mich eine Form der Ermutigung, denn sie traf mitten ins Zentrum meiner Befürchtungen. Die Erkenntnis, daß meine Freundin bereit war, mich zu pflegen, egal, was passierte, gab mir die notwendige Kraft, um mit der Behandlung fortzufahren.

Ehrlichkeit kann also eine Form der Ermutigung sein, vorausgesetzt, sie ist von Liebe durchdrungen. Das gleiche gilt für Humor und Scherz; sie können Hoffnung verbreiten, selbst wenn einem gar nicht nach Lachen zumute ist. Meine lieben Freundinnen Yoli Brogger und Florence Littauer verstehen es besonders gut, mir ein Lächeln zu entlocken und mich aufzumuntern; genau wie Jenny und mein überschäumend optimistischer Enkel Chad.

Während meiner vielen Stunden in Wartezimmern und Klinikräumen habe ich zudem gelernt, daß Lachen ein echter Rettungsanker in jeder Situation ist, in der der Schmerz zum Inventar gehört und der Tod bedrohlich näherzurücken scheint. Obwohl Witze über Katheter und schiefsitzende Perücken manch einem geschmacklos vorkommen mögen, fanden Menschen wie wir, die mit den Beschwerden der Krebsbehandlung zurechtkommen mußten, sie sowohl ermutigend als auch stärkend - fast so, als würden wir den Mächten der Finsternis eine lange Nase machen. Jeder, der mich zum Lachen bringen konnte, war eine gewaltige Ermutigung für mich, auch wenn mir das Lachen wegen meiner Gürtelrose buchstäblich Schmerzen bereitete!

Der Dienst der Ermutigung kann in der Tat so viele unterschiedliche Formen annehmen, wie es Menschen gibt. Trotzdem ist er wohl am eindrücklichsten, wenn der Ermutiger sagen kann: »Ich habe das gleiche durchgemacht. Ich weiß, wie du fühlst. Aber sei ermutigt, es wird bestimmt alles gut.«

Für mich war es interessant, kürzlich festzustellen, daß meine liebsten Freundinnen weltweit alle aus schlecht funktionierenden Familien stammen und alle als junge Frauen zutiefst verletzt worden sind. Nicht, daß ich bewußt nach ihnen gesucht hätte - es schien ganz einfach eine innere Verbundenheit dazusein. Weil mein Vater Alkoholiker war, der zu Wutanfällen neigte, wenn er betrunken war, weil mein Onkel mich mißbrauchte und meine Tante mich manipulierte und tyrannisierte, weiß ich, was es bedeutet, von denen, die man liebhat, enttäuscht zu werden, und verspüre eine besondere Solidarität mit Frauen in ähnlichen Situationen. Und weil ich ein gewisses Maß an Heilung von dem Schmerz der Vergangenheit erlebt habe, stelle ich fest, daß ich Menschen, die mit einem ähnlichen Schmerz kämpfen, tatsächlich ermutigen kann. Ich kann bezeugen, daß Gottes Heilung für zerbrochene Beziehungen und alten Groll ein Realität ist. Ich kann bestätigen, daß es möglich und, geistlich gesehen, notwendig ist, nach Vergebung und Versöhnung zu trachten.

Gleiches gilt natürlich auch für andere Lebensbereiche. So habe ich während meiner Krebsjahre besonders die Ermutigung von Menschen geschätzt, die den Krebs überlebt hatten und verstanden, was ich durchmachte. Selbst jene, die mir in der Behandlung nur wenige Schritte voraus waren, konnten mir helfen, indem sie sagten: »Die Haare wachsen wieder nach«, oder: »Mit der Gürtelrose wird es besser, wenn dein Immunsystem kräftiger wird«, oder auch nur: »Mir geht es genau wie dir.« Ermutigende Worte dieser Art waren für mich eine solch große Hilfe, daß ich mir vorgenommen habe, sie an diejenigen weiterzugeben, die das durchmachen, was ich bereits hinter mir habe. Ich bin sogar zu der Überzeugung gelangt, daß Menschen, die irgendein schweres Trauma erlebt haben, besonders aufgefordert sind, die, welche nach uns kommen, zu ermutigen. Gerade unsere Kriegsnarben sind es, die uns als Vermittler einer ehrlichen und praxisnahen Ermutigung ausweisen.

Viele Freunde, die mich ermutigten, haben natürlich auch für mich gebetet, und das Gebet selbst ist eine ganz wichtige Form des Dienstes - eines Dienstes, zu dem ich sogar noch fähig war, als ich zu schwach war, um auf irgendeine andere Weise zu helfen. Und gerade die Realität der Schwachheit weist auf eine vielleicht überraschende, aber sehr wichtige Form des Dienstes hin; es ist der Dienst der Bedürftigkeit.

Ich glaube, daß jedem Menschen der Wunsch angeboren ist zu geben, zu helfen, Liebe zu erweisen. Das ist Teil der Ebenbildlichkeit Gottes in uns, der trotz Sünde und Selbstsucht erhalten geblieben ist. Anderen helfen zu können, ist einfach ein gutes Gefühl, und viele von uns »starken« Typen finden es schöner zu helfen, als sich helfen zu lassen. Derjenige zu sein, der der Hilfe bedarf, fällt uns schwer. Es demütigt uns und tut der Illusion weh, alleine klarzukommen.

Dennoch ist eines der Dinge, die ich während meiner Krankheit lernte, die Tatsache, daß ich anderen eine Freude machen konnte, indem ich mir von ihnen helfen ließ, sie vielleicht sogar um Hilfe bat - und ihnen dann natürlich auch meine Dankbarkeit zeigte. Dabei brauchte ich weder überschwengliche Dankesworte zu benutzen noch mir sofort zu überlegen, wie ich das wohl wieder gutmachen könne. Tatsächlich war es besser, nicht allzusehr zu betonen, daß ich mich bestimmt für ihre Freundlichkeit revanchieren würde. Ich brauchte die Hilfe nur liebenswürdig und dankbar anzunehmen und sie die Befriedigung, helfen zu können, genießen zu lassen.

Allerdings gehörte ich nie zu der Sorte von Kranken, die auf eine Klingel drücken und erwarten, von allen anderen bedient zu werden. Auch in Zeiten größter Schwachheit tat ich mein möglichstes, um mir selbst zu helfen. Wenn ich aber meine Freundinnen an meinen Tränen teilnehmen ließ und es ihnen gestattete, mich in die Arme zu nehmen und zu trösten, dann waren wir beide getröstet. Wenn ich meine Enkelkinder bat, eine notwendige Hausarbeit für mich zu übernehmen, und ihnen hinterher meine Dankbarkeit zeigte, dann hatten wir beide ein gutes Gefühl. Wenn ich ehrlich zugab, daß ich dieses oder jenes nicht schaffte, und um Hilfe bat, bekam ich das Geschenk der Liebe und Fürsorge, während mein Helfer die Freude erlebte, ein Werkzeug der Gnade Gottes zu sein.

Vor etlichen Jahren las ich in einer Zeitschrift einen sehr bewegenden Artikel über eine junge Frau, die den Mut hatte, ihren Freundinnen diese Freude zu ermöglichen. Sie hieß Susan Farrow und litt an einer gefährlichen Art von Krebs. Da sie keine Angehörigen in der Nähe hatte, bat sie einige ihrer Freundinnen, sie auf ihrer Reise durchs Krebsland zu begleiten. Diese Gruppe berufstätiger Frauen, die sich zu der Zeit praktisch überhaupt nicht kannten, schlossen einen Pakt, in dem sie sich verpflichteten, gemeinsam für Susan zu sorgen. Annähernd vier Jahre lang wechselten sie sich damit ab, die Wohnung sauberzumachen, Mahlzeiten zuzubereiten, Hilfestellung bei Arztterminen zu leisten und Susan Gesellschaft zu leisen, wenn sie nicht allein bleiben konnte. Im Lauf der Zeit bauten sie untereinander eine großartige Freundschaft auf. Und obwohl Susan schließlich der Krankheit erlag, war ihre Bereitschaft, um Hilfe zu bitten, für ihre Freundinnen zum großen Segen geworden. »Ich habe gelernt, was es heißt, sich in einen anderen Menschen hineinzuversetzen«, sagte eine von ihnen später. »Ich habe gelernt, daß das Leben reicher wird, wenn man seine Begrenzungen annimmt. Und ich habe gelernt, daß Menschen geheilt werden können, selbst wenn sie nicht gesund werden.«[3]

---

[3] Cappy Capossela, zitiert in E. Bingo Wyer: »That's What Friends Are For«, *Good Housekeeping*, Dezember 1995, S. 30.

Ist das nicht eine wunderbare Eigenschaft unseres Herrn - seinen Segen am meisten fließen zu lassen, wenn wir unsere Hände weit öffnen, um ihn zu empfangen? Ich frage mich sogar, ob hierin vielleicht eines der Geheimnisse der Bergpredigt liegt, als Jesus von der Glückseligkeit sprach, die den Armen im Geist, den Trauernden, den Sanftmütigen usw. zuteil wird. Diese demütigen Seelen haben den Vorteil, nicht alles selber machen zu müssen, deshalb lassen sie sich von anderen helfen - und alle sind gesegnet!

Unsere Not anzuerkennen und Hilfe dankbar anzunehmen, ist, wie ich glaube, eine wunderbare Art des Dienstes, die durchaus ihre Berechtigung hat. Damit will ich keinesfalls den Wert und die Schönheit des Gebens herunterspielen - besonders, wenn dieses Geben mit Opfern verbunden ist. Ich glaube, es gibt Zeiten im Leben jedes Menschen, in denen er aufgerufen ist, aus Erbarmen mit anderen und Gehorsam gegenüber Gott einen Teil seiner Bequemlichkeit aufzugeben. Ein solcher Dienst der *Aufopferung* - d. h. geben, bis es weh tut - kann schwierig sein, er kann aber auch das Leben in einer Art und Weise verändern, an die gewöhnliches Geben nicht im entferntesten heranreicht.

Wenn ich an solche Opfer denke, denke ich natürlich zuerst an meinen Mann Bob. Er hat sein Ehegelübde, in Freud und Leid, in guten und schlechten Tagen zu mir zu stehen, bis der Tod uns scheidet, wirklich gehalten. Weiter denke ich an Jenny, die uns ein ganzes Jahr lang freiwillig geholfen hat, obwohl sie ohnehin sehr viel zu tun hatte, indem sie jeden Tag kam und uns so viel Arbeit wie möglich abnahm. Ich denke an unsere Freunde Donna und David Otto, die regelmäßig auf eigene Kosten von Phoenix geflogen kamen, nur um bei Bob und mir zu sein und uns zu unterstützen. Ich denke sogar an mich selbst - an die vielen Male, da ich mich trotz meiner Krankheit zwang, mit meinem unter Einsamkeit und Langeweile leidenden Ehemann auszugehen. Und ich kann nicht umhin, an Dan Rapoi, den jungen Kanadier, zu denken, der freiwillig sein Knochenmark spendete, um einer völlig Fremden das Leben zu retten.

Tatsächlich lautete die erste Frage, die ich Dan bei unserer ersten Begegnung stellte: »Warum haben Sie das getan?« Es stellte sich heraus, daß in der Stadt, in der er wohnte, jemand war, der eine Knochenmarktransplantation benötigte, weshalb die Bevölkerung aufgerufen wurde, sich zu melden und als potentielle Spender testen zu lassen. Dan, der als Diskjockey arbeitet, half die Nachricht zu verbreiten, daher war es für ihn selbstverständlich, sich ebenfalls testen zu lassen. Obwohl er nicht der passende Spender für die betreffende Person war, wurden sein Name und die Untersuchungsergebnisse in der Datenbank gespeichert – und er stellte sich als für mich passend heraus. Ich war zu dem Zeitpunkt äußerst schwer krank und wartete auf ein Ja oder Nein, das für mich Leben oder Tod bedeuten konnte. Als man bei Dan anrief, lautete seine Antwort »ja«. »Wie kann ich eine solch großartige Möglichkeit, einem anderen Menschen zu helfen, zurückweisen?« sagte er.

Obwohl eine Knochenmarkspende keine solch große Operation bedeutet wie beispielsweise eine Nieren- oder Lungenspende, ist es doch wesentlich komplizierter, als Blut zu spenden. Es bedeutet einen operativen Eingriff, bei dem durch eine Reihe kleiner Einschnitte aus der Rückseite des Beckenknochens Knochenmark entnommen wird. Für den Spender ergeben sich Risiken durch die Betäubung und mögliche Infektionen. Ein wenig schmerzhaft ist das Ganze auch. Dan erzählte mir, er sei müde gewesen, habe Schmerzen gehabt und etwa eine Woche lang nicht zur Arbeit gehen können. Daß dieser junge Christ bereit war, diese ganze Prozedur über sich ergehen zu lassen, nur um vielleicht einer völlig Fremden zu helfen, erstaunt mich. Das war wirklich ein Dienst, der Opfer kostete.

Dan behauptet natürlich, daß das Opfer nicht so sehr groß war und die Beschwerden durch den Segen, einem anderen Menschen helfen zu können, wettgemacht wurden. Ein bißchen kann ich nachfühlen, was er damit meint – obwohl ich immer noch darüber staune, daß er dies für mich, die er doch gar nicht kannte, getan hat. Gewiß wird sein Lohn dereinst im Himmel für einen solch opferbereiten Dienst groß sein.

Vorher wollten wir als Familie allerdings seinen erlebten Segen vergrößern, indem wir ihm unsere Dankbarkeit zeigten. Noch ehe wir Dans Namen erfahren durften, setzte sich jeder von uns hin und schrieb ihm einen Brief. Wir berichteten ein wenig von uns, dankten ihm für das, was er getan hatte, und versuchten, ihm einen kleinen Eindruck davon zu vermitteln, wieviel Gutes er durch seine selbstlose Tat in der Welt ausgelöst hatte. Sobald wir wußten, wer er war, schickten wir ihm unsere gesammelten Briefe in einem dicken Umschlag zu.

Die Kopien von all diesen Briefen habe ich bis heute aufbewahrt - angefangen von den mit Buntstiften gemalten Bildern unseres jüngsten Enkels Weston bis zu dem erstaunlich reifen Brief unserer beinahe erwachsenen Enkelin Christine, von Jennys mitreißendem Dankschreiben bis zu Brads wohlüberlegten Zeilen. Jenny machte aus dem Verfassen der Briefe ein Familienunternehmen. Und Brad, der Dinge gewöhnlich gern für sich behält, gestattete mir sogar zu lesen, was er geschrieben hatte. Auf diese Weise unseren Dank auszudrücken, war für uns alle eine große Freude und Befriedigung - und ich hoffe, daß Dan ebenfalls durch unsere Zeilen gesegnet worden ist. Doch egal, ob unsere Briefe ihm etwas bedeuteten oder nicht, bestimmt hat ihm seine Tat selbstloser Nächstenliebe die tiefe Befriedigung gegeben, Christi Erlösungsabsichten in der Welt ausgelebt zu haben.

Damit komme ich zu der größten Art von Dienst, zu der wir Christen alle berufen sind, egal, wie die Umstände sind, in denen wir uns befinden: von der lebensverändernden Kraft Jesu Christi Zeugnis abzulegen. Immer, wenn wir Menschen zur Kenntnis nehmen, ihnen helfen, sie ermutigen, für sie beten oder etwas von uns selbst abgeben, um ihr Leben zu verbessern - und dieses offen im Namen Christi tun -, haben wir Anteil daran, das Reich Gottes voranzutreiben.

Je älter ich werde, je mehr Schmerz und Boshaftigkeit ich in dieser Welt zu sehen bekomme, um so mehr bin ich davon überzeugt, daß der wichtigste Dienst, den wir Christen tun können, darin besteht, einfach Gottes Liebe und die Erlösungstat Jesu zu bezeugen. Dazu sind wir alle berufen, und zwar an jedem einzelnen Tag unseres Lebens.

Das heißt nicht, daß wir die Leute anpredigen, mit ihnen argumentieren oder ihnen Vorhaltungen machen sollen. Es heißt aber auch nicht, daß wir lediglich lieb und nett zu ihnen sein sollen. Ich glaube, daß wir berufen sind, mit dem Herzen Jesu zu lieben, mit seinen Händen zu helfen und dann auch denen, mit denen wir zu tun haben, mutig das Geschenk der Errettung zu bezeugen.

Jeder von uns hat in seiner Umgebung täglich Gelegenheit dazu - und die Zeiten, in denen wir gesund sind und es uns gut geht, sind am besten dazu geeignet, uns dies zur festen Gewohnheit zu machen. Doch im Krebsland treten solche Gelegenheiten mit noch größerer Dringlichkeit an uns heran, geht es dabei doch oft um Leben und Tod. Obwohl der Krebs in vieler Hinsicht eine schreckliche Krankheit ist, hat sie den Vorteil, daß Vorwände über Bord geworfen werden und wichtigere Dinge in den Vordergrund treten. Jesus zu bezeugen, ist nach meiner Erfahrung in einem Krebsbehandlungszentrum oft wesentlich einfacher, weil Menschen, die mit dem Tod konfrontiert sind, gewöhnlich offener dafür sind, über Dinge, von denen Leben oder Tod abhängt, zu sprechen.

Das einzige, was ich in bezug auf meine Krebsjahre wirklich bereue, sind die Augenblicke, in denen ich nicht den nötigen Mut hatte, mit Menschen, die ihn wirklich brauchten, über Christus zu sprechen. Ich erinnere mich besonders an eine Frau, die im Shuttlebus zum »Hutch« neben mir saß. In ihren Augen stand so viel Angst, Schmerz und Zorn zu lesen, daß ich nicht anders konnte, als still für sie zu beten. Wir unterhielten uns ein wenig, und ich erfuhr, daß sie Jüdin war. Sie behauptete zwar, an Gott zu glauben, aber sie strahlte keinen Frieden aus. Wir plauderten noch etwas länger, aber da ich mich an diesem Tag besonders müde fühlte, stockte unsere Unterhaltung bald. Später erfuhr ich, daß sie gestorben war, und der Gedanke an ihr aufgewühltes Herz verfolgte mich noch eine geraume Zeit. »Warum bin ich ihr gegenüber eigentlich nicht mutiger gewesen?« fragte ich mich. »Warum habe ich ihr nichts von Jesus erzählt?«

Zu den schönsten Erinnerungen gehören für mich demgegenüber solche Zeiten, in denen ich ein offenes Zeugnis über meinen Glauben ablegen konnte. Da denke ich besonders an ein Ehepaar. Jim und Barb lebten in Iowa und waren wegen Barbs Knochenmarktransplantation nach Seattle gekommen. Es ging ihr gar nicht gut. Als wir sie ein wenig besser kennengelernt und uns hin und wieder getroffen hatten, fingen wir ganz zwanglos an, über Gott zu reden. Eines Abends trafen wir uns zufällig beim Essen und luden sie zu einem Nachtisch in unsere Wohnung ein. Als wir damit fertig waren, sagte Bob einfach: »Laßt uns doch noch zusammen beten.« Wir faßten uns an den Händen und beteten ruhig und ohne viel Pathos. Bob und ich dachten nicht weiter über die Sache nach, war es für uns doch etwas ganz Normales. Doch am nächsten Tag erhielten wir ein Briefchen von Barb, in dem stand, daß kein Mensch je mit ihnen gebetet habe und sie auch noch nie zusammen gebetet hätten.

Wir schenkten Jim und Barb eins von unseren Büchern, und heute stehen wir immer noch in brieflichem Kontakt, denn wir wollen uns gegenseitig in bezug auf den Heilungsprozeß auf dem laufenden halten. Leider geht es Barb immer noch nicht gut. Sie muß jetzt regelmäßig zur Dialyse, aber sie und ihr Mann beten weiter zusammen. Egal, wie ihre Krankheit ausgeht, ich glaube, daß die Gebete sie aufrechterhalten und ihr die nötige Kraft geben werden. Bob und ich sind jedenfalls sehr dankbar zu wissen, daß durch unser Zeugnis eine Veränderung in ihrem Leben stattgefunden hat.

Doch die Erfahrung, die in meinen Gedanken am meisten hervorsticht, wenn ich über unseren Dienst während der Krebsjahre nachdenke, betrifft einen anderen jungen Mann, den wir ebenfalls in Seattle kennenlernten. Marshall bereitete sich, begleitet von seiner Frau Heather, auf eine Knochenmarktransplantation im »Hutch« vor, obwohl sein spezieller Fall sich ein wenig von dem meinen unterschied. Wir trafen die beiden eines Tages in der Eingangshalle des Hotels und begannen eine Unterhaltung mit ihnen. Aus irgendeinem Grund – wohl als eine Form der Ermutigung für dieses junge Ehepaar – machten Bob und ich es uns zur Gewohnheit, Psalmverse auf kleine Kärtchen zu schreiben und diese unter der Tür zu Marshalls und Heathers Apartment hindurchzuschieben. Das taten wir jeden Tag nach unserer Morgenandacht.

Nachdem wir ihnen auf diese Weise eine oder zwei Wochen lang Bibelverse geschickt hatten, fragte Heather an, ob Bob vielleicht herüberkommen und mit ihnen beten würde, solange Marshalls Mutter zu Besuch in der Stadt sei. Bob erwiderte, daß es ihm eine Ehre wäre. Er erkundigte sich, ob er Brad, Jenny und Bill mitbringen dürfe, die gerade zu Besuch bei uns waren. So waren wir zu acht, als wir uns in Marshalls und Heathers Wohnung trafen. Bob las aus der Bibel vor, u. a. auch Johannes 3,16 – ein ganz wichtiger Vers in dieser Geschichte. Dann salbte er Marshall und mich mit Öl, und wir beteten gemeinsam um Heilung.

Kurz nach diesem Gebetsabend stand die Knochenmarktransplantation bei Marshall an. Sie verlief gut, doch dann bekam er eine Infektion, die er einfach nicht los wurde, und man brachte ihn ins Universitätskrankenhaus des Staates Washington. Es ging ihm sehr schlecht. Doch er ließ Bob ausrichten, er habe ihm etwas Wichtiges mitzuteilen.

Als wir ihn endlich besuchen konnten, hatten die Ärzte keine großen Hoffnungen mehr, daß Marshall wieder gesund würde. Er lag auf der Intensivstation und hing an vielen Schläuchen und Kabeln. Das Zimmer war voll von Angehörigen und medizinischem Personal, und es gab keine Möglichkeit für ein privates Gespräch. Wir wechselten nur wenige Sätze mit Marshall, beteten kurz für ihn und fuhren zurück nach Seattle.

Mittlerweile machte Bob sich ernsthafte Sorgen über Marshalls Errettung. Am Abend betete er: »Bitte, Herr, laß ihn noch einen Tag leben, damit ich mit ihm über den Glauben reden kann.«

Als wir Marshall am nächsten Tag wieder besuchten, waren nur seine Frau und seine Eltern bei ihm im Zimmer. Heather mußte mit Marshalls Vater zum Flughafen fahren, um seine Schwester abzuholen, und ich ging mit seiner Mutter in die Krankenhauskapelle, um zu beten. Somit blieb Bob mit Marshall allein.

Man merkte, daß das Ende nahe war. Marshall rang nach Atem. »Ich muß dir ... etwas erzählen«, keuchte er. »Als ich ein kleiner Junge war, ging ich öfter zu meinem Onkel auf Besuch, und er ließ mich Johannes 3,16 auswendig lernen. Doch in meinem ganzen Leben habe ich nie verstanden, was dieser Vers bedeutet – bis zu dem Tag im Hotelzimmer, als du mich mit Öl gesalbt hast. Jetzt ... jetzt verstehe ich es.«

Bob war tief bewegt. »Glaubst du wirklich, daß Gott seinen Sohn auf diese Erde gesandt hat? Weißt du, was es bedeutet, ewiges Leben zu haben – durch den Glauben an Jesus, unseren Erlöser?«

Marshall nickte bejahend mit dem Kopf. Dann sagte er: »Ich bin so müde. Ich muß jetzt schlafen.«

»Ja, du mußt schlafen«, erwiderte Bob. »Alles wird gut.«

Und so war es auch. Marshall starb noch in derselben Nacht im Schlaf. Bob und ich waren traurig, weil wir unseren Freund verloren hatten und weil er als junger Mann einer solch schrecklichen Krankheit erlegen war. Gleichzeitig waren wir aber auch glücklich, denn wir wußten, daß Marshall, als er starb, einfach still und leise in die Arme seines himmlischen Vaters hinübergegangen war. Und es war für uns natürlich eine besondere Freude, uns bewußtzumachen, daß Gott uns, als wir selbst in tiefer Not waren, dazu benutzt hatte, ein weiteres Lamm in seine Herde hineinzubringen.

Genau das ist das höchste Ziel, zu dem der Herr uns berufen hat. Das ist der Grund, warum er überhaupt Mensch wurde und für uns am Kreuz starb. Der Grund, warum er uns beruft, den anderen wahrzunehmen, ihm zu helfen, ihn zu ermutigen und für ihn zu beten. Warum er uns auffordert, seinem Beispiel opferbereiter Liebe zu folgen und diese Liebe durch unser Zeugnis an andere weiterzugeben. Warum er immer noch in Krebskliniken wohnt und arbeitet - und überall, wo es Schmerz, Einsamkeit, Furcht, Sünde und Unglauben gibt.

Der Grund ist der, daß er uns liebhat.

Er hat Mitleid mit unserem Schmerz, und er will uns vom Tode erretten.

Er möchte uns in seinem Dienst gebrauchen - indem wir lieben, uns lieben lassen und für ihn zeugen -, um die ganze Welt mit sich zu versöhnen.

Und genau das tut er immer wieder, indem er unsere Hände und unser Herz benutzt.

LIEBER FREUND IN CHRISTUS,

egal, welche Not gerade in Ihrem Leben herrscht, Sie brauchen sie nicht alleine durchzustehen - Sie *sollen* sie gar nicht alleine durchstehen. Sie brauchen die anderen, und die anderen brauchen Sie. Gott hat auf die eine oder andere Weise Vorsorge dafür getroffen, daß Sie die Liebe und Unterstützung bekommen, die Sie brauchen - und Sie sind Teil seiner Fürsorge für jemand anderen.

Wenn Sie nichts davon *spüren*, sondern sich im Gegenteil ganz isoliert, alleingelassen und nutzlos vorkommen, dann bringen Sie diese Gefühle Gott. Legen Sie ihm Ihre Einsamkeit zu Füßen und bitten ihn um seine Hilfe. Bitten Sie ihn, Ihnen Möglichkeiten zu zeigen, wie Sie mit anderen in Verbindung kommen und Gemeinschaft mit ihnen haben können. Versuchen Sie dann, für seine Antworten offen zu sein. Denken Sie daran, Gott wird es vielleicht nicht so machen, wie Sie sich das vorstellen, aber er wird Ihnen das geben, was Sie für Ihren weiteren Weg benötigen.

Vergessen Sie nicht, Menschen um Hilfe zu bitten, wenn es sein muß - der andere weiß vielleicht gar nichts von Ihrer Not. Und vergessen Sie auch nicht, anderen Ihre Hilfe anzubieten. Körperliche Schmerzen oder seelische Verletzungen können dazu führen, daß wir uns verschließen und in uns selbst zurückziehen. Doch die kleinste Geste, mit der Sie sich einem anderen zuwenden - vielleicht nur durch ein Lächeln oder ein freundliches »Hallo« -, kann eine Hilfe sein, Kontakte zu knüpfen und Beziehungen anzufangen.

Vergessen Sie nie, daß Gott einen Dienst für Sie bereit hat, und diesen finden Sie mitten in Ihrem Alltag. Sie können jemandem einen Gefallen tun, ein Wort der Ermutigung sagen oder ein Zeichen der Nächstenliebe weitergeben - Dinge, die nur Sie tun können.

Lassen Sie es darauf ankommen. Sagen Sie ja. Öffnen Sie Ihr Herz und Ihre Hände. Und Sie werden gesegnet sein.

In herzlicher Verbundenheit,

Emilie

GOTTES WAHRHEIT FÜR IHRE BEZIEHUNGEN

- Es war nie beabsichtigt, daß Sie schwere Zeiten alleine durchstehen müssen.
- Inmitten Ihrer Schmerzen und Schwierigkeiten ruft Gott Sie zu seinem Dienst. Sie sollen in einer leidenden Welt seine Hände, Füße, Ohren und Stimme sein.
- In jeder Situation Ihres Lebens, in Krankheit oder Gesundheit, können Sie selbst entscheiden, ob Sie sich in sich selbst zurückziehen oder anderen zuwenden wollen.
- Letztendlich ist Ihre Quelle der Liebe und Unterstützung Jesus selbst. Aber Sie dürfen ihm vertrauen, Ihnen auch die menschliche Hilfe zukommen zu lassen, die Sie brauchen.
- Ihre Bedürftigkeit kann für einen anderen, der gerne helfen möchte, ein Geschenk sein. Bitten Sie ihn darum!
- Einem anderen, dem Sie hätten helfen können, nicht geholfen zu haben, wird das sein, was Sie einmal am meisten bedauern. Selbst wenn Sie Schmerzen haben, können Sie sich trotzdem um andere kümmern. Das wird stark zu Ihrem inneren Frieden beitragen.
- Das größte Geschenk, das Sie einem anderen Menschen machen können, ist, ihm von Jesus zu erzählen.

KAPITEL ACHT

Wovon ich felsenfest überzeugt bin

Herr, mein Gott, zu dir habe ich geschrien, und du hast mich geheilt. Herr, du hast meine Seele aus dem Scheol heraufgeholt, hast mich am Leben erhalten und bewahrt vor dem Hinabfahren zur Grube.

Psalm 30,3-4

Denn keiner von uns lebt sich selbst, und keiner stirbt sich selbst. Denn sei es, daß wir leben, wir leben dem Herrn; sei es, daß wir sterben, wir sterben dem Herrn. Sei es nun, daß wir leben, sei es, daß wir sterben, wir sind des Herrn.

Römer 14,7-8

Singen will ich dem Herrn mein Leben lang, ich will meinen Gott loben, solange ich bin.

Psalm 104,33

8

Wovon ich felsenfest überzeugt bin

Gedanken über Heilung, Tod und was danach kommt

Bei einer Talkshow fragte die Moderatorin ihre Gäste: »Was wissen Sie ganz sicher? Was ist die Grundlage Ihres Glaubens? Wovon sind Sie absolut überzeugt?«

Es war eine sehr interessante, zum Nachdenken anregende Sendung. Die Antworten, die die Moderatorin bekam, waren ganz unterschiedlich, obwohl sich viele Gedankengänge auch wiederholten. Und natürlich spornte die Sendung Bob und mich an, ganz neu über unsere eigenen grundsätzlichen Glaubensüberzeugungen nachzudenken. Was sind das für Dinge, die wir absolut sicher wissen?

Wenn ich mir diese prüfende Frage in bezug auf meinen Kampf mit dem Krebs stelle, kommen mir verschiedene Dinge in den Sinn.

Was ich absolut sicher weiß, ist, daß Gott gut ist. Das ist jetzt unser neues Familienmotto. Jenny wiederholt es ständig mit kindlicher Freude: »Gott ist gut, Gott ist gut, Gott ist gut.«

Natürlich wußten wir das auch schon vorher, aber jetzt wissen wir es *wirklich*, weil wir seine Güte so oft in lebensverändernder Weise erfahren haben. Selbst als die Umstände unerträglich schienen, leuchtete doch immer wieder Gottes Güte aus dem Dunkel hervor. Als wir alle so ärgerlich und verwirrt über Jennys Scheidung waren, ging er mit uns, führte uns mit großer Behutsamkeit zum Licht und lehrte uns, ihm zu vertrauen, zu vergeben und ihm zu folgen. Als der Krebs uns Angst machte, wir beunruhigt und von Schmerzen geplagt waren, verspürten wir seine Zuwendung – sowohl durch liebevolle menschliche Umarmungen als auch durch seine tröstende göttliche Gegenwart. Selbst als der Tod bedrohlich vor uns stand, war Gott immer noch am Werk, indem er aus den dunkelsten Umständen eine helle Zukunft herausarbeitete.

Bei aller Qual verspürten wir die felsenfeste Realität der Güte Gottes, die uns hielt. Und heute dürfen wir aus einer leichteren Perspektive zurückschauen und sie mit phantastischer Klarheit erkennen.

Gott ist gut. Gott ist gut. Gott ist gut. Dessen bin ich absolut gewiß.

Etwas anderes, was ich ganz sicher weiß, ist, daß Gott heilt. Mein Wissen rührt nicht nur daher, daß ich es in der Bibel gelesen habe oder Menschen begegnet bin, die geheilt wurden. Ich weiß es, weil Gott ein Heilungswunder an mir getan hat. Es war zwar ein wenig anders, als ich erwartet hatte – und es dauerte auch sehr viel länger, als ich mir vorgestellt hatte. Trotzdem war es ein echtes, phantastisches, zu Hallelujarufen inspirierendes Wunder. Eigentlich eine ganze Reihe von Wundern.

Kürzlich blätterte ich wieder einmal in ein paar alten Tagebüchern und fand diesen Eintrag vom 27. Mai 1998: »Dieses ist der beste Tag meines Lebens, denn es ist der Beginn meiner Heilung. Ich habe zwar noch eine Menge vor mir, aber ich möchte leben, um meinem Bob eine gute Ehefrau, meinen Enkelkindern eine gute Oma und Brad und Jenny eine gute Mutter zu sein. Ich weiß, daß Gott bei jedem Schritt des Weges bei mir sein und mich festhalten wird, wenn ich schwach bin.«

Rückblickend weiß ich heute, daß ich keine Ahnung hatte, was noch alles auf mich zukommen würde: unzählige Stunden Chemotherapie und Bestrahlung (plus Infusionen mit Knochenmark), stapelweise Hüte und Kopftücher, kiloweise Tabletten, zwei Komata, drei Jahre unerträgliche Schmerzen, bedingt durch Gürtelrose, Hamsterbacken, endlose Erschöpfungszustände und alles, was damit zusammenhängt. Trotzdem hat sich jedes einzelne Wort meiner Tagebucheintragung von damals als wahr erwiesen. Gott war bei jedem Schritt des Weges bei mir. Er hat mich festgehalten. Und er hat mich geheilt – nicht nur von Krebs.

Einige Jahre später war ich in Seattle. Die Knochenmarktransplantation lag hinter mir. An einem Morgen – ich befand mich noch im Bett – waren die Schmerzen von der Gürtelrose besonders schlimm. Ich versuchte, ganz still zu liegen, trotzdem durchzog der brennende, stechende Schmerz meinen gesamten Körper. Fernsehen war so ziemlich der einzige Zeitvertreib, zu dem ich an einem Morgen wie diesem fähig war, deshalb schaltete ich die Sendung *The 700 Club* ein. In einem »Wort der Erkenntnis« war von einer Person die Rede, die Gürtelrose hatte. Der Sprecher unterbrach sich und betete, daß dieser Mensch von der Gürtelrose geheilt werden möge. In diesem Augenblick bewegte sich etwas in meinem Geist. Ich setzte mich im Bett auf, hob die Hände hoch und sagte: »Ich nehme diese Heilung für mich in Anspruch!« Ich wußte, daß Gott sein Werk in mir tun und die Gürtelrose fortnehmen würde.

Bob kam zu mir, setzte sich auf die Bettkante und betete, die Gürtelrose möge verschwinden. Aber die Schmerzen waren trotzdem noch da. Und ich fragte immer wieder: »Wann wird es geschehen? Wann werde ich gesund sein?« Daraufhin erinnerte Bob mich sanft daran, daß ich in Wirklichkeit keine Gürtelrose mehr hätte. Ich sei bereits von der Virusinfektion geheilt, und die Schmerzen kämen lediglich von den Restschäden an den Nervenenden. Wir beteten darum, daß die geschädigten Nerven geheilt würden, aber auch, daß ich die Gnade hätte, mit den Schmerzen zu leben.

Rückblickend erkenne ich heute, daß das, was ich bezüglich dieser Heilung in meinem Geist verspürt hatte, ebenfalls richtig war – auch wenn noch einige Jahre darüber ins Land gehen sollten. Im Herbst desselben Jahres schickte Dr. Barth mich zu einem Schmerzspezialisten, dem es zum erstenmal gelang, mir zumindest ein wenig Kontrolle über die Schmerzen zu verschaffen. Nach einem Jahr stellte ich fest, daß diese sich im Lauf der letzten Monate fast um die Hälfte verringert hatten. Danach bereitete mir die Gürtelrose von Monat zu Monat weniger Probleme. Die Schmerzen sind zwar immer noch nicht ganz verschwunden; ich weiß nicht, ob sie das je sein werden. Aber ich kann jetzt damit leben – eine wichtige, hochwillkommene Heilung.

Gott heilt. Das glaube ich von ganzem Herzen. Trotzdem glaube ich mittlerweile auch, daß Heilung ein Prozeß ist, den wir nicht immer verstehen. Während ich hier meine persönliche körperliche Heilung bezeuge, denke ich an die Menschen, denen ich in den vergangenen vier Jahren begegnet bin und die den Krebs nicht überlebt haben. Viele von ihnen waren überzeugte Christen. Für viele wurde intensiv gebetet. Ihre Ärzte waren genauso geschickt wie meine. Bei einigen war die Prognose sogar günstiger als bei mir. Trotzdem bin ich gesund geworden und sie nicht – wenigstens nicht diesseits des Paradieses.

Heilung ist ein Geheimnis – und es ist schwer, sich der Frage zu entziehen, warum Gott den einen heilt und den anderen nicht, oder warum er den einen spontan gesund macht und den anderen durch einen langen Prozeß von Medikamenten und Gebet gehen läßt. Ich bin nicht sicher, ob ich jemals eine vollkommene Antwort auf diese Fragen erhalten werde. Doch als ich mich mit dem Geheimnis der Heilung beschäftigte, war es für mich eine große Hilfe, in die Evangelien hineinzuschauen, zu sehen, wie Jesus mit seinem Heilungsdienst umgegangen ist, und daraus Schlüsse zu ziehen, wie Gott heute heilt.

Jesus war, wie wir wissen, während seines irdischen Dienstes permanent von kranken Menschen umgeben: Aussätzigen, Krüppeln, Blinden, Menschen, deren Blut nicht in Ordnung war, Geisteskranken. Wo er auch war, sie kamen zu ihm und baten ihn um ein Wunder. Und Jesus sagte *immer* ja! Er sagte nicht, das sei nun einmal ihr Schicksal, das sie akzeptieren müßten, und die Not könne sie sicher manches Positive lehren; nein, er reagierte immer mit großem Erbarmen und heilte jeden, der ihn darum bat. Ich glaube, dies zu erkennen, ist sehr wichtig.

Auf der anderen Seite heilte Jesus selten so, wie die anderen es für richtig hielten – oft auch ganz anders, als die Kranken selbst es sich vorgestellt hatten. Manchmal heilte er am Sabbat. Manchmal legte er Menschen die Hände auf, manchmal begegnete er ihnen nicht einmal persönlich. Manchmal benutzte er Matsch oder Speichel bei der Heilung. Manchmal wartete er ab, wenn andere meinten, er müsse handeln, oder er handelte, wenn andere der Ansicht waren, er solle lieber abwarten.

Den Zorn der Pharisäer erregte Jesus, weil er seinen Dienst nicht nur auf körperliche Heilung beschränkte. Ihretwegen hätte er Menschen durchaus von Blindheit oder Aussatz heilen können, aber dieses ganze Gerede über Sündenvergebung ging einfach zu weit. Doch für Jesus gehörten körperliche und geistliche Heilung untrennbar zusammen, und letztere stand immer im Mittelpunkt. Ich glaube, das zu begreifen ist ganz wichtig. Jesus war bereit, »Zeichen und Wunder« zu tun, aber immer mit dem Ziel, Menschen ins Reich Gottes hineinzubringen. Er war nicht deswegen auf die Erde gekommen, um kranke Körper gesund zu machen, sondern um verlorene Seelen zu retten und Menschen von der Verdammnis zu erlösen.

Jesus betrachtete auch ganz offensichtlich den Tod nicht als Grenze für seinen Heilungsdienst. Das zu erkennen, hat mir bei meinen Fragen, wer geheilt wird und wer nicht, echt geholfen. Sie erinnern sich sicher an die Geschichte von der Auferweckung des Lazarus. Jesus erhielt die Nachricht von der Krankheit seines Freundes, doch anstatt umgehend an sein Krankenbett zu eilen, blieb er noch einige Tage an dem Ort, wo er war. Auch Lazarus sollte schließlich geheilt werden, aber vorher mußte er sterben. Mir ist klar geworden, daß dies auch heute gilt. Gott heilt, aber die Heilung ist ein fortschreitender Prozeß, und nicht jede Heilung wird diesseits des Todes vollendet.

Ich bin natürlich nicht die erste, der aufgeht, daß Heilung nicht nur etwas mit dem Körper zu tun hat. Gottes Wunsch für uns ist eine vollkommene Heilung - für unsere verletzten Gefühle, unsere traumatischen Erinnerungen, unser aufgewühltes Gemüt, unsere sündenbeladene Seele und unseren zerbrechlichen Leib, aber auch für unser fortschreitendes inneres Wachstum und die Förderung seines Reiches. Er will, daß wir stark, rein, selbstlos, mutig und freundlich sind, und wird alles daransetzen, dieses Ziel zu erreichen. Wenn wir am besten dadurch geistlich weiterkommen, daß er unsere körperlichen Krankheiten heilt, wird er uns gesund machen. Wenn unserer völligen Heilung am besten damit gedient ist, daß wir eine Zeitlang leiden müssen - oder sogar sterben -, wird auch das geschehen.

Zu allen Zeiten haben manche der treuesten Diener Gottes unter körperlichen Beschwerden gelitten, die sie bis zum Tod mit sich schleppten. Ich denke an den Apostel Paulus, dem ein »Dorn für das Fleisch« gegeben war, von dem Gott ihn bis zum Schluß nicht heilte. Ich denke an Joni Eareckson Tada, die als Teenager querschnittsgelähmt wurde und ihr Leben höchstwahrscheinlich so beenden wird, aber ihr strahlendes Zeugnis ist nicht an einen Rollstuhl gebunden. Ich denke auch an unseren Freund Marshall, der den Herrn erst in seinen letzten Erdentagen kennengelernt hat. Wie werden sie sich alle über den neuen, starken und gesunden Körper freuen, den sie bekommen haben (oder, wie in Jonis Fall, bekommen werden), passend zu ihrem schönen, gesunden Geist!

Ich bin zu der Erkenntnis gekommen, daß Gott nicht möchte, daß einer von uns krank ist, obwohl er uns manchmal krank sein *läßt*, um andere Ziele zu erreichen. Er hat Mitleid mit unseren Schmerzen. Und wenn wir ihn um Hilfe bitten, *wird* er uns gesund machen. Doch die Art und Weise, wie diese Heilung vonstatten geht, mag uns überraschen. Vielleicht geschieht sie ganz anders und auch zu einem anderen Zeitpunkt, als wir erwartet haben. Vielleicht werden wir während unseres irdischen Lebens auch nicht völlig geheilt. Gott heilt, aber er tut es immer so, wie er will.

Bei mir kam die Heilung durch die Kunst von Ärzten und Pflegepersonal und durch die Macht des Gebets. Aber sie kam! Entgegen allen Erwartungen gibt es heute keine Anzeichen von Krebs mehr in meinem Körper. Mein Immunsystem ist total erneuert. Die Schmerzen von der Gürtelrose lassen mehr und mehr nach. Meine Haare haben wieder ihre normale Länge und Farbe. Und meine Hamsterbäckchen sind fast verschwunden.

Noch besser ist, daß ich heute viel ruhiger bin als je zuvor. Unterdrückter Zorn, der sich als Geduld auszugeben pflegte, hat sich in echte Geduld verwandelt. Ärger und Groll, mit denen ich jahrelang zu kämpfen hatte, liegen hinter mir. Ich bin schneller bereit zu vergeben, eher bereit zu vertrauen und sicherer in der Gewißheit, daß ich geliebt werde, egal, was passiert. Mein Gebetsleben hat einen neuen Tiefgang bekommen, und mein Glaube ist stärker geworden. Ich bin viel weniger getrieben und unter Zwang, andererseits aber auch mutiger in meinem Zeugnis für Jesus. Mir ist sehr bewußt, daß die Zeit begrenzt ist, und ich möchte keine Minute verschwenden. Meine höchste Priorität im Leben ist jetzt, mit Menschen über Gott zu reden – dem Gott, der mich liebt, mich gerettet und geheilt hat. Seine Liebe, Errettung und Heilung können auch sie erfahren.

Gott hat wahrhaftig ein Wunder in meinem Leben getan. Ich bin vom Krebs geheilt worden. Die Heilung von den durch die Gürtelrose bedingten Nervenschmerzen ist noch im Gang. Ich bin auf dem besten Weg zur völligen Heilung nach Leib, Seele und Geist. Und damit komme ich, so merkwürdig dies klingen mag, zum dritten Punkt, von dem ich absolut überzeugt bin ... der Tatsache, daß ich sterben werde!

Ich möchte hier keineswegs frivol oder makaber erscheinen. Doch eines wird jede Krebserkrankung im Leben des Betroffenen bewirken - nämlich ihn mit seiner unvermeidlichen Sterblichkeit konfrontieren.

Tatsache ist, daß der Krebs jederzeit wieder bei mir ausbrechen kann. Es könnte auch sein, daß ich morgen von einem Bus überfahren werde. Vielleicht lebe ich aber auch bis zum reifen Alter - was gar nicht allzu weit entfernt ist - und sterbe ganz einfach still und ruhig im Schlaf. Irgendwie und irgendwann wird der Tod mich ereilen, daran führt kein Weg vorbei.

Jeder, der auf dieser Erde gelebt hat, ist gestorben (nun ja, von Henoch und Elia mal abgesehen, aber sonst so ziemlich jeder). Sogar Jesus ist gestorben, wenn auch nur vorübergehend. Jeder, dem Jesus während seines Lebens begegnet ist, einschließlich derer, die er geheilt hat, sind schließlich gestorben. Jeder Gläubige in jedem Jahrhundert ist irgendwann in den Himmel gegangen. Und jeder, der heute von einer Krankheit oder anderen Not geheilt wird, wird trotzdem eines Tages sterben.

Für mich ist das in Ordnung. Ich habe absolut nichts dagegen. Denn es gibt noch etwas anderes, was ich ganz sicher weiß - daß nichts mich von der Liebe Christi scheiden kann. Der Tod auf gar keinen Fall.

Ich glaube, daß Gott, der die Verantwortung für mein Leben übernommen hat und von Anfang an das Ende kennt, absolut barmherzig und absolut gut ist. Weil er ewig ist, hat für ihn die Grenze zwischen Leben und Tod nicht die gleiche Bedeutung wie für mich. Ich weiß, daß er im Leben und im Sterben und in der Ewigkeit bei ihm für mich sorgen wird. Und was noch besser ist: Er hat Arbeit für mich.

Mir ist nämlich sehr bewußt, daß die Heilung meines Körpers, so wunderbar und dankenswert sie auch sein mag, nicht Gottes größte Sorge ist. Sein Ziel ist ein viel höheres. Er ist im Leben jedes einzelnen von uns an der Arbeit, sein Reich völlig auf dieser Erde aufzurichten, indem er die ganze Schöpfung - mich eingeschlossen - mit sich versöhnt. Egal, ob ich jetzt sterbe oder später, ich habe das Vorrecht, an diesem Prozeß beteiligt zu sein, und das ist vielleicht das größte Geschenk, das ich je erhalten konnte.

Ein bemerkenswerter junger Mann, den Bob und ich kennenlernen durften - ein 15jähriger Krebsüberlebender -, hat die Bedeutung dieses Geschenks in einem Brief an mich sehr überzeugend zum Ausdruck gebracht. Es ist ein ziemlich langer Brief, aber ich finde ihn so schön, daß ich ihn Ihnen nicht vorenthalten möchte:

Wenn ich Ihnen etwas über den Krebs erzählen kann, dann folgendes ... es ist das Schlimmste und Unwahrscheinlichste, was mir je passiert ist. Mein Name ist Jonathan Baer, ich bin 15 Jahre alt und ein AML (akute mylogenische Leukämie)-Überlebender. Dies ist meine Geschichte.

Es fing am St. Patricks-Tag 2001 an, meinem ersten Leichtathletikwettkampf in der High School. Als ich an diesem Morgen aufwachte, fühlte ich mich so elend wie noch nie. Meine Mutter meinte, ich solle mich zusammenreißen und trotzdem hingehen, denn ich hatte ihr nicht gesagt, wie schlecht es mir wirklich ging. Also nahm ich an dem Wettrennen teil, aber die gestoppte Zeit war miserabel. Hinterher ging es mir wirklich dreckig, und ich fing an, Blut zu spucken.

Dieses war das erste Symptom, und in den beiden darauffolgenden Wochen ging es mir immer schlechter. Da ich aber normalerweise ganz gesund war, war keiner besonders besorgt, auch ich selbst nicht ... bis eine Blutuntersuchung gemacht wurde. Der Arzt sagte meiner Mutter, sie solle mich sofort ins Krankenhaus bringen, denn er war sehr besorgt über die Anzahl meiner Leukozyten.

Als wir in der Notaufnahme des Krankenhauses eintrafen, nahm man mir nochmals Blut ab und teilte uns anschließend mit, daß ich Leukämie hätte ...

Man sagte mir, die Behandlung würde sechs Monate dauern und ich müßte im Krankenhaus bleiben. Am Tag nach meiner Einlieferung wurde bereits mit einer Chemotherapie begonnen.

Ein paar Tage später traf mich die Erkenntnis wie ein Keulenschlag ... und im gleichen Augenblick hatte ich eine göttliche Erscheinung. Ja, Gott kam wirklich zu mir, und zwar an einem Abend, an dem ich weinend in den Armen meiner Mutter lag und immer wieder sagte: »Nein, das ist zu schwer. Ich glaube nicht, daß ich das durchhalte.« Ich hatte noch nie in meinem Leben solch große Angst gehabt; darum fing ich an zu beten. Ich fragte Gott, wie ich es schaffen solle, dies alles durchzustehen. Und dann sagte ich ganz plötzlich: »Vertraue mir ... Mama, Gott hat mir gerade gesagt, daß ich ihm vertrauen soll!«

Von diesem Augenblick an wußte ich, wenn ich ihm wirklich vertraute, dann würde alles gut ausgehen. Vier Monate lang lag ich im Krankenhaus. Ich hatte so schlimme Schmerzen, daß ich oft meinte, es nicht länger aushalten zu können. Chemos, Knochenmarkentnahmen und Rückenmarkpunktionen gehörten zur Routine. Ich nahm neun Kilogramm ab und verlor sämtliche Haare. Ich mußte der Tatsache ins Auge sehen, daß ich vielleicht sterben würde. Ich sah andere Kinder, die Schreckliches durchmachten, und verstand nicht, warum das so sein mußte.

Obwohl es das Schlimmste war, was ich je erlebt hatte, schien meine Situation wesentlich besser zu sein als bei anderen. Die Ärzte hatten mir gesagt, ich würde nicht essen können, würde aufgrund von Infektionen viel Zeit auf der Isolierstation verbringen und für die Dauer der Behandlung nicht nach Hause können. Aber ich aß drei Mahlzeiten pro Tag, bekam nur eine Infektion und durfte kurze Besuche zu Hause machen.

Früher war mir der Glaube an Gott so vorgekommen, als geschehe er nur aus Angst heraus ... eine Art »Höllenversicherung« sozusagen. Im Hinterkopf war da immer der Gedanke, daß Gott vielleicht gar nicht existierte. Wenn ich Leute im Gottesdienst von ihren Erlebnissen mit Gott sprechen hörte, dachte ich manchmal: »Die glauben so fest daran, daß sie es schließlich für Realität halten.«

Meine Erfahrung mit dem Krebs hat meine Vorstellung von Gott und meine Beziehung zu ihm total verändert. Heute weiß ich ganz sicher, daß Gott existiert, und ich lasse mich auch nicht vom Gegenteil überzeugen, egal, was passiert. Gott hat mir gezeigt, daß das, was ich am meisten gefürchtet hatte – den Tod –, ein ebenso wunderbares Geschenk sein kann wie das Leben. Wenn es keinen Tod gäbe, würde das Leben längst nicht so wichtig und angenehm für uns sein. Ich kann wirklich sagen, daß ich jetzt keine Angst mehr habe. Gott hat mir unzählige Male geholfen, meine Furcht zu überwinden, und ist mit mir durch die schwerste Zeit meines Lebens gegangen. Er arbeitet wirklich auf geheimnisvolle Weise. Ich weiß jetzt, daß wir das Leben nicht als selbstverständlich hinnehmen dürfen; wir sollen hart arbeiten und es genießen, so gut wir können.

Für mich ist das Leben das größte Geschenk, das ich je erhalten habe. Ich lebe wie in einem Traum, der von Tag zu Tag schöner wird. Ich liebe das, was ich habe, und alles, was mir geschenkt worden ist. Das bezieht sich auch auf die Fehler, die ich gemacht habe, und auf all die schlimmen Dinge, die mir begegnet sind, denn wenn mein Leben anders verlaufen wäre, würde es für mich jetzt nicht so wunderbar sein.

Welch ein Segen ist es, zu erkennen, daß Gott alles, was geschieht, in seiner Hand hat. Er kann alles zum Guten benutzen, was wir ertragen müssen - sogar den Tod. Das war bei Jonathan der Fall und auch bei mir. Ich glaube, gerade dies war ein Faktor, der entscheidend zu meiner Heilung beigetragen hat. Ich konnte Gott vertrauen, auch als ich fast überwältigt war von Furcht, Sorge und Schmerzen. Sogar dann noch, als der Tod unmittelbar bevorzustehen schien.

Ich erinnere mich sehr deutlich an die Fahrt zum Flughafen, wo wir in das Flugzeug nach Seattle steigen wollten, um dort die Knochenmarktransplantation durchführen zu lassen. Jenny und Bill brachten uns zum Flughafen, und Jenny weinte die ganze Zeit fast hysterisch. Sie schlang ihre Arme um mich und wollte mich nicht mehr loslassen. Ich weiß noch, daß ich mich fragte, warum sie bloß so furchtbar weinen mußte. Erst später bei den Vorbereitungen zur Transplantation wurde mir bewußt, was da auf mich zukam - und ich begriff: Jenny hatte geweint, weil sie befürchtete, mich nicht mehr wiederzusehen. So nahe war ich dem Tod, auch wenn ich diese Tatsache noch nicht wirklich erfaßt hatte.

Auch Bob hatte Angst, daß der Tod der nächste Schritt für mich sein würde. Einmal war er sogar schon so weit, daß er meine

Beerdigung plante. Er suchte diverse Lieder aus (»Wie groß bist du«, »Majestät«, »Wenn Friede mit Gott«, »Amazing Grace«) und machte sich Gedanken darüber, wie die Trauerfeier ablaufen und wer der Sprecher sein sollte.

Ich muß auch zugeben, daß es im Lauf meiner Behandlung Zeiten gab - besonders, wenn ich durch die unablässigen Nervenschmerzen von der Gürtelrose fix und fertig war -, in denen ich mir wünschte, der Herr würde mich endlich heimholen. Wenn ich hörte, daß jemand, den ich kannte, gestorben war (besonders, wenn es sich um einen jungen Menschen handelte), fragte ich mich: »Warum er und nicht ich?« Und es gab immer wieder Augenblicke, in denen ich einfach das Ende herbeisehnte.

Gleichzeitig stellte ich aber auch fest, daß allein schon die Möglichkeit meines Todes etwas Erstaunliches in mir weckte - den brennenden Wunsch, am Leben zu bleiben, ein Gefühl, daß ich noch nicht alles getan hatte, was Gott für mich auf dieser Erde geplant hatte.

Vor meiner Krebserkrankung, das muß ich zugeben, hatte ich in bezug auf mein Leben manchmal etwas zwiespältige Gefühle. Nicht, daß ich lebensmüde gewesen wäre! Mein Leben gefiel mir recht gut. Aber ich hing einfach nicht leidenschaftlich daran. Der Gedanke an den Tod schien mir etwas Schönes, Willkommenes zu sein - die Möglichkeit, endlich auszuruhen und bei meinem Vater im Himmel zu sein.

Wer weiß, woher diese Gefühle kamen? Vielleicht war ich gerade ein bißchen deprimiert ... oder einfach nur müde. Doch dann wurde ich krank, und irgend etwas in mir schaltete um. Ich erkannte, daß ich noch nicht bereit war zu sterben. Ich wollte meine Enkelkinder aufwachsen sehen. Ich wollte noch Zeit mit meiner Familie haben. Und ich brauchte noch Zeit, um für meinen Herrn zu zeugen.

An meinem Geburtstag 1999 bekam ich von meinem kleinen Enkel Bradley Joe ein wunderschönes Poster geschenkt. Darauf stand: »Ich will nicht, daß Omi noch mal Geburtstag hat. Ich will nicht, daß sie alt wird. Ich will sie für immer behalten.« Natürlich weiß ich, daß er mich nicht für immer behalten wird. Aber ich glaube, dieses Poster war ein Geschenk von Gott, um mich daran zu erinnern, daß ich mich erst davonmachen soll, wenn es wirklich Zeit ist zu gehen.

Eines Nachmittags wachte ich von meinem Mittagsschläfchen auf und hörte, wie Brad und Bob sich im Nebenzimmer unterhielten. Mein einfühlsamer, liebevoller Sohn sagte gerade: »Wir wollen alles tun, damit Mamas letztes Jahr mit uns so gut und glücklich wird wie möglich.«

In diesem Augenblick veränderte sich wirklich etwas in meinem Denken; die Kämpferin in mir erwachte. Ich dachte: »Brad Barnes, dir werd' ich's zeigen! Ich werde noch *viele* Jahre leben.« Ich glaube allen Ernstes, daß Gott diesen kleinen Anflug von Entrüstung benutzt hat, um mich ein bißchen aufzurütteln. Er wollte mich zu mehr Kooperation bei der Heilung, die er in mir wirkte, bewegen und mir zeigen, daß er noch Pläne für mich hier auf der Erde hatte.

So bin ich also nicht gestorben. Aber ich bin wirklich bereit zu gehen – jetzt oder später. Wahrscheinlich empfinden die meisten Gläubigen dies genauso, auch wenn wir uns vor dem Sterbeprozeß als solchem fürchten mögen. Ich persönlich habe die ganze Angelegenheit des Sterbens bewußt in Gottes Hände gelegt. Und bis jetzt ist seine Antwort die gewesen, daß er mich hiergelassen hat. Durch die ganze Tortur mit dem Krebs hindurch habe ich gespürt, wie er mich behutsam geleitet, mir über die vielen Hindernisse hinweggeholfen und mich Schritt für Schritt geführt hat. Bis jetzt war der nächste Schritt noch nicht der Tod. Morgen mag er es sein.

So oder so ist es in Ordnung, denn es gibt noch ein Weiteres, wovon ich felsenfest überzeugt bin: nämlich daß Gott alles, was mir widerfährt, zu seiner Ehre und für seine Ziele benutzen kann.

Ich meine wirklich *alles*. Ich spreche von Süchten und von Mißbrauch. Von Familienstreitigkeiten und Entfremdungen unter Freunden. Von Affären und Ehescheidungen. Von Konkurs und Verrat. Von chronischen Krankheiten und Schmerzen. Von Terroranschlägen.

Was für schreckliche Dinge auch immer auf diesem gefallenen Planeten passieren mögen, Gott kann alles zu seiner Ehre benutzen. Selbst aus unseren schmerzlichsten Umständen kann er noch etwas Wunderbares machen.

Ich denke an einen jungen Mann mit Namen Francis Chan, den Chad auf einem Jugendtreffen kennenlernte. Wenn von einer Reihe schwieriger Umstände die Rede ist - bei dem armen Francis war sein gesamtes junges Leben ein einziger schwieriger Umstand! Seine Mutter starb bei seiner Geburt. Sein Vater zog ihn bis zu seinem neunten Lebensjahr alleine groß und brachte ihn dann bei einem lieben Onkel und seiner Frau unter - die prompt bei einem Autounfall ums Leben kamen. Francis ging zurück zu seinem Vater und seiner Stiefmutter, aber der Vater starb an Krebs, als Francis in der High School war. Der Junge kam daraufhin zu einem anderen Onkel - der sich nach kurzer Zeit erschoß!

Trotz all dieser schmerzlichen Verluste schaffte Francis den High School-Abschluß. Er lernte Jesus Christus kennen und begann mit einem Dienst unter Teenagern. Glauben Sie mir, die jungen Leute hören wirklich zu, wenn er darüber spricht, was Jesus aus unserem Schmerz machen kann!

Mein Enkel Chad hat jedenfalls sehr gut zugehört. Zur Zeit leitet er in seiner Gemeinde eine Gruppe von jungen Leuten, die wie er aufgrund einer Scheidung großes Leid erlebt haben. Genau wie Francis ist auch Chad entschlossen, Gott aus seiner persönlichen Not etwas Gutes machen zu lassen.

Das gleiche wünsche ich mir für mein Leben - und ich weiß, daß es möglich ist. Ich bin fest davon überzeugt, daß der Herr den Schmerz meiner Krebsjahre zur Förderung seines Reiches benutzen kann. Das mag durch Vorträge und Interviews geschehen oder durch Bücher, vielleicht auch durch etwas, worüber ich noch gar nicht richtig nachgedacht habe - wie etwa eine Gesprächsgruppe in meinem Haus oder ein spezieller Gebetsdienst für Krebspatienten oder medizinisches Personal. Egal, was es ist, ich bin begeistert, wenn ich daran denke, daß Gott aus dem, was mir widerfahren ist, etwas Gutes entstehen lassen wird.

Natürlich mit einem Vorbehalt. Gott *kann* all das aus meinen Schmerzen und meinem Leid machen, aber ich muß ihn machen *lassen*. Nicht ich habe dabei das Sagen, es geht auch nicht darum, was ich will. Trotzdem bin ich natürlich beteiligt. Ich muß die Arbeit tun. Ich muß ihm gehorchen, muß befolgen, was die Bibel sagt, und auf das Drängen des Heiligen Geistes achten, der mich auffordert, etwas zu tun, was ich sonst niemals tun würde. Manchmal muß ich vergeben, wenn mein Stolz dadurch angekratzt wird, oder geben, wenn ich lieber nehmen würde. Manchmal muß ich gehen, wenn ich lieber bleiben würde, oder ich muß an Ort und Stelle bleiben, wenn ich instinktiv nur fort möchte.

Doch genau das will ich tun. Ich will gehorchen, weil - ich sage es nochmals - der Herr gut ist. Weil er mich gesund gemacht hat. Weil er alles, was geschieht - selbst meinen Tod - zu seiner Ehre gebraucht. Dies alles sind Dinge, von denen ich felsenfest überzeugt bin.

Was ich nicht sicher weiß, ist, was als nächstes in meinem Leben geschehen wird. Ich weiß, daß ich mir Ruhe gönnen und neue Kraft sammeln werde. Ich weiß, daß ich auch in Zukunft regelmäßig zur Untersuchung gehen werde. Doch nun, da der Krebs nicht länger mein Leben beherrscht, frage ich mich, was der Herr wohl mit mir vorhat.

Gewisse Vorstellungen habe ich bereits. Ich habe einige Interviews gegeben und ein paar Buchideen ausprobiert. Auch habe ich etliche Vortragstermine angenommen. Gleichzeitig bin ich entschlossen, mich nicht mehr in eine Tretmühle einspannen zu lassen, wie es der Fall war, ehe man Krebs bei mir feststellte. Sicher, es war Arbeit für Gott, die ich tat - aber ich arbeitete viel zu hektisch und viel zu schwer. Nicht, daß ich direkt ein Workaholic gewesen wäre, dazu waren mir mein Haus und meine Familie einfach zu wichtig. Aber mich selbst vernachlässigte ich; ich versäumte es, wirklich auf die Signale meines Körpers zu achten. Und häufig war ich so damit beschäftigt, das nächste Seminar vorzubereiten, daß es mir schwerfiel zu hören, was Gott mir vielleicht sagen wollte - daß ich langsamer treten und eine andere Richtung einschlagen sollte.

Langsamer geworden bin ich inzwischen! Tatsächlich glaube ich, daß ein Geschenk, das Gott mir in meiner Krankheit gemacht hat, darin bestand, mich vom »Fließband« zu holen. Allzulange hatte ich, getragen von unserem äußerst gut funktionierenden System, einfach immer weitergemacht, ohne mir genügend Zeit zu gönnen, um wirklich auf Gott zu hören. Der Krebs verschaffte sowohl Bob als auch mir die Zeit, die wir brauchten. Er räumte unseren Zeitplan auf und verringerte unsere Haushaltspflichten, so daß wir frei wurden für neue Wege. Doch das Wichtigste war, daß wir an das erinnert wurden, was am meisten zählt - unsere Beziehung zu Gott, zueinander und zu unseren Verwandten und Freunden sowie das schlichte Zeugnis über Gottes Güte.

Uns wird ganz neu bewußt, daß der Dienst nicht an erster Stelle stehen darf, sondern der Gehorsam. Wir sollen uns nicht der ganzen Welt annehmen, nicht einmal um Jesu willen. Wir sollen darauf achten, was er tut, und entsprechend handeln, sollen auf seine Stimme hören und ihr folgen. Wenn wir das tun, werden wir Erfolg haben, selbst wenn wir kein einziges Seminar mehr halten und auch kein einziges Buch mehr schreiben.

Auf der anderen Seite bin ich mir natürlich bewußt, daß die Zeit kurz ist. Ich glaube, daß Gott mich am Leben erhalten hat, weil er einen bestimmten Plan verfolgt, und ich habe nicht mehr allzuviele Jahre auf dieser Erde, um seinen Plan auszuführen. Darum kann ich es kaum erwarten, neu loszulegen! Ich habe ein paar Sachen für nächstes Jahr in den Terminkalender geschrieben und bete, daß Gott mir zeigt, was als nächstes dran ist. Er hat mir auch bereits etliche neue Aufgaben übertragen - z. B. die Seelsorge an den Eltern eines Freundes von Brad, der Krebs hat. Doch ich habe bis jetzt noch keine bestimmten Pläne für die Zukunft. Ich bin bereit, Gott diesbezüglich zu vertrauen.

Schließlich hat der Herr mir viel mehr geschenkt, als ich mir jemals hätte vorstellen können. Daß meine Bücher auf Flughäfen erhältlich sind und ich vor mehreren tausend Frauen sprechen durfte, die mir tatsächlich zuhören wollten - das war ein Vorrecht, das ich mir nie hätte träumen lassen. Nur Gott kann das bewirkt haben, ich selber hätte nicht im Traum daran gedacht. Und ich glaube, daß Gott, der immer gut ist, noch Arbeit für mich hat, die zum Bau seines Reiches dient.

So Gott will, will ich auch.

Und das ist etwas, was ich ganz, ganz sicher weiß.

MEIN LIEBER FREUND,

wenn ich Ihnen am Schluß dieses Buches nur einen Gedanken mitgeben könnte, dann wäre es dieser: »Tun Sie es jetzt!«

Was immer Sie sich für Ihr Leben erträumt haben, wozu auch immer Gott Sie berufen haben mag ... packen Sie es jetzt an, tun Sie den ersten Schritt. Wenn eine Beziehung auseinandergebrochen ist und der Gedanke daran Sie im Herzen verfolgt ... strecken Sie jetzt die Hand zur Versöhnung aus. Wenn Sie den inneren Drang verspüren, eine Freundin oder einen Freund anzurufen oder ein Enkelkind in die Arme zu nehmen ... schieben Sie es nicht auf die lange Bank.

Denn die Zeit ist kurz. Dessen bin ich mir mehr denn je bewußt.

Meine Arbeit trägt den Namen *More Hours in My Day* (»Mehr Stunden in meinem Tag«), weil sie Fähigkeiten vermittelt, die uns helfen können, mehr aus der Zeit, die uns geschenkt ist, zu machen. Doch in Wirklichkeit können wir unseren Tagen natürlich nicht mehr Stunden hinzufügen und unserem Leben auch nicht mehr Tage.

Gott, der uns liebhat, zählt unsere Tage – wir jedoch wissen nicht, wie viele davon wir haben werden.

Gott, der uns liebhat, wird unsere Wege lenken – wir jedoch wissen nicht, wohin sie uns führen werden.

Unzählige Dinge könnten schon morgen geschehen. Eine Krebsdiagnose. Ein Unfall. Ein finanzieller Rückschlag. Oder sogar der Tod. Und obwohl keine von diesen Katastrophen Sie von Christus scheiden kann, können sie doch Ihr Leben total umkrempeln. Sie können Ihnen kostbare Zeit rauben.

Kosten Sie deshalb das Leben jetzt voll aus. Bringen Sie der kranken Nachbarin jetzt die Suppe, zeigen Sie Ihren Kindern jetzt die Sterne. Geben Sie den Hungrigen zu essen, besuchen Sie die Kranken und geben Sie die frohe Botschaft von Jesus weiter. Tun Sie es jetzt!

Gott hat Ihnen diesen Augenblick, diesen Tag geschenkt – gefüllt mit Segnungen und Gelegenheiten. Geschenke sind dazu da, sie zu gebrauchen und nicht irgendwo wegzulegen. Deshalb: Reißen Sie das Geschenkpapier auf, entfernen Sie das Seidenpapier und sagen Sie »ja« zu Gott, der Sie liebt. Geben Sie ihm das Geschenk Ihrer Stunden und Tage zurück. Vertrauen Sie ihm, daß er Sie lehren, für Sie sorgen, Sie heilen und Ihnen helfen wird, im Glauben zu wachsen.

Heute und an jedem neuen Tag werden Sie feststellen, daß er viele wunderbare Dinge für Sie auf Lager hat.

In Christus verbunden,

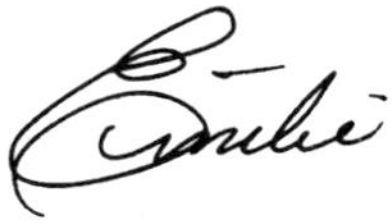

GOTTES WAHRHEIT FÜR JEDEN RESTLICHEN TAG IHRES LEBENS

- Gott ist gut. Gott ist gut. Gott ist gut.
- Gott heilt – aber er tut es auf seine Weise. Und er möchte nicht nur eine Krankheit heilen, sondern den ganzen Menschen.
- Der Tod ist eine Tatsache – aber Christus ist Herr über den Tod. Also ist der Tod in Wirklichkeit nur eine Adressenänderung.
- Alles, was uns jemals widerfährt, kann ein Baustein für Gottes Reich sein.
- Jeder Augenblick Ihres Lebens ist ein teures Geschenk von Gott, der Sie liebt. Vergessen Sie nicht, ihm dafür zu danken!

EPILOG

Jeden Tag ist Weihnachten

Wen habe ich im Himmel als dich? Und außer dir habe ich an nichts Gefallen auf der Erde. Mag auch mein Leib und mein Herz vergehen – meines Herzens Fels und mein Teil ist Gott auf ewig.

Psalm 73,25-26

... in dein Buch waren sie alle eingeschrieben, die Tage, die gebildet wurden, als noch keiner von ihnen da war.

Psalm 139,16

Epilog

Jeden Tag ist Weihnachten

Ich habe in meinem Leben schon viele Weihnachtsgeschenke verteilt.

Letztes Jahr jedoch war ich zum ersten Mal selber ein Weihnachtsgeschenk!

Das Ganze begann damit, daß Bob und ich zusammen einkaufen fuhren. Allein die Tatsache, wieder unterwegs zu sein, nachdem ich jahrelang ans Haus gefesselt gewesen war, war ein Fest für mich. Die Straßen der Innenstadt sahen mit ihrem Lichterschmuck völlig verändert aus. Das Einkaufszentrum kam mir vor wie ein Märchenland voller wunderbarer Anblicke, Geräusche und Gerüche – und ich konnte sogar an dem heißen Apfelwein nippen, den wir an einer kleinen Bude kauften. Ich fühlte mich in meine Kindheit zurückversetzt, genauso erwartungsfroh und lebendig gegenüber allem, was um mich herum passierte.

Auch Bob war glücklich und ging mit federnden Schritten, wie ich sie seit Jahren nicht mehr bei ihm gesehen hatte, neben mir her. »Weißt du«, sagte er, als wir die Straße entlangfuhren, »du bist dieses Jahr das allerschönste Weihnachtsgeschenk für unsere Familie. Letztes Jahr wußten wir nicht, ob du überhaupt noch am Leben sein würdest.«

Das brachte mich auf den Gedanken.

An Heiligabend fuhren wir wie geplant zu Jenny. Wir genossen das gemeinsame Abendessen; die gesamte Sippe war um den Tisch versammelt. Danach konnte es keiner abwarten, endlich ins Wohnzimmer zu gehen und seine Geschenke auszupacken, aber Jenny bestand darauf, daß zuerst die Küche in Ordnung gebracht werden mußte. Also machten sich alle mit Feuereifer an die Arbeit – alle außer Bob und mir.

Wir schlichen uns in die Garage, wo ich eine Tasche mit Utensilien versteckt hatte. Aus dieser Tasche holte Bob eine dicke Rolle Weihnachtspapier heraus, mit dem er mich nun von oben bis unten umwickelte; nur mein Kopf sah daraus hervor. Dann nahm er die große rote Schleife, die ich auf eine Haarspange genäht hatte, und befestigte sie auf meinem Kopf. Ich stolperte nur ein- oder zweimal - obwohl ich ständig kichern mußte -, als Bob mich ins Wohnzimmer führte und mir half, mich unter dem Weihnachtsbaum auf den Boden zu legen. Dann hörte ich, wie er in die Küche ging und verkündete, der Weihnachtsmann sei soeben dagewesen und habe das wunderbarste Geschenk gebracht.

Stellen Sie sich den Anblick vor, als die ganze Familie ins Wohnzimmer gerannt kam und *mich* unter dem Weihnachtsbaum fand! Es gab Händeklatschen, Hurrageschrei und sehr viel Gelächter. (Ich lachte vor lauter Freude am lautesten.) Dann wikkelten sie mich aus, und wir genossen gemeinsam den Rest dieses Heiligabends.

Dieses Erlebnis, als Geschenk unter dem Weihnachtsbaum zu liegen, hat mich begleitet, während ich in das neue Jahr und den Rest meines Lebens hineinging. Es hat mir mit besonderer Deutlichkeit klargemacht, wie kostbar das Geschenk meines Lebens ist. Kostbar für mich. Kostbar für meine Familie. Und auch kostbar für Gott.

Seitdem fällt es mir schwer, über mein Leben nachzudenken, ohne dabei eine große rote Schleife vor Augen zu haben und mich an den Spaß zu erinnern, unter großem Hallo ausgepackt zu werden.

Und so stelle ich es mir auch mit Ihnen vor. Auch Ihr Leben ist kostbar - ein unersetzliches, absolut einmaliges Orininalgeschenk vom Geber aller guten Gaben. Doch es ist nicht ein Geschenk, das man beiseite legt, um es irgendwann später auszupacken. Es ist auch kein Geschenk nur für Sie allein. Es ist für alle bestimmt - Sie sind in Wahrheit ein Geschenk Gottes für die Welt! Jeder Augenblick Ihres Lebens ist kostbar und wichtig; er soll mit Dankbarkeit in Empfang genommen, mit Freuden ausgepackt und dann mit anderen geteilt werden wie eine Schachtel köstlicher Pralinen.

Und das ist das Interessante, das ich aus über sechzig Jahren Lebenszeit, einschließlich vier schwieriger Jahre der Krebsbehandlung, gelernt habe: Je mehr man vom Geschenk des Lebens abgibt, um so mehr empfängt man. Stapelweise. Überfließend. Mit einer großen roten Schleife obendrauf.

Denn »so sehr hat Gott die Welt geliebt, daß er seinen einzigen Sohn gab, damit jeder, der an ihn glaubt, nicht verloren gehe, sondern ewiges Leben habe« (Johannes 3,16).

Das bedeutet natürlich, daß für jeden von uns, der dieses Geschenk annimmt, an jedem Tag seines Lebens Weihnachten ist!

W[illegible] K[illegible] [illegible] dem V[illegible]

[illegible] W[illegible] [illegible] und das [illegible]
ISBN [illegible]
[illegible] Sie [illegible] und [illegible]
[illegible] W[illegible] [illegible] Kraft Gottes [illegible]
[illegible] Probleme hindurch [illegible]
[illegible] helfen.

[illegible]
[illegible] Wunder [illegible] Leben [illegible]
ISBN 3-931188-2[illegible]
[illegible] Sie [illegible]
erzogen und erst [illegible] werden [illegible]
den auf einmal [illegible] Gott [illegible]
den?

John MacArthur: [illegible] und Angst [illegible]
ISBN 3-931188-[illegible]
Christen sind nicht [illegible] gegen [illegible]
sche Trübsale. [illegible]
chologischen [illegible] und Therapien [illegible]
sich auf die Quelle [illegible] wahren [illegible]
Heilige Schrift.

Der Dein [illegible] Liebe
ISBN 3-9[illegible]
Wenn Sie sich [illegible] fühlen, [illegible]
dass [illegible] nimmt [illegible]
[illegible] Sünde [illegible]
[illegible]

[illegible] Handlung [illegible]
[illegible] 0470 22[illegible]
[illegible] 37 04
[illegible]
[illegible]

Weitere lesenswerte Bücher aus dem Verlag C. M. Fliß:

Dr. Charles S. Price: **Glaube ist Gnade**
ISBN 3-922349-00-5
Dieses Buch berichtet von überwältigenden Beispielen der Heilung durch Glauben. Dem engagierten Christen eröffnen sich durch dieses Buch völlig neue Glaubensaspekte.

Hope MacDonald: **Engel in Aktion**
ISBN 3-922349-11-0
Ein Mutmach-Buch, daß Freude und Zuversicht in Ihnen wecken wird, denn »Gottes Engel stehen immer bereit, um denen zu helfen, die das Heil erben sollen« (Hebr. 1,14).

Charles Stanley: **Achtung – Gott redet heute noch! Hören Sie zu!?**
ISBN 3-931188-49-3
»Ich glaube, eine der wertvollsten Lektionen, die wir in unserem Leben lernen können, ist die: Wie kann ich Gottes Stimme hören? Inmitten unseres komplexen, hektischen Lebens ist nichts dringlicher, als darauf zu achten, was Gott uns zu sagen hat.«

David Holden: **Umkämpfte Gedankenwelt**
ISBN 3-931188-61-2
Der Versuchung zum x-ten Mal erlegen? Kein Wachstum in Ihrem Christenleben? Die meisten Ihrer Probleme liegen in Ihrem Denken. Viele mit sich selber verkrachte Christen brauchen keine Spezialseelsorger oder Psychiater, sondern schlicht ein neues, an der Bibel orientiertes Denken. Das kann man lernen. Dieses Buch zeigt Ihnen, wie.